ボケたくなければ「奥歯」は抜くな

山本龍生《たつお》

青春新書
INTELLIGENCE

はじめに

人生100年時代といわれますが、いまや65歳以上の「5人に1人」が認知症になる時代でもあります。

認知症は本人のあずかり知らないところで、家族をはじめ周囲に多大な負担を強いる病気です。私自身も含め、多くの人々が認知症を恐れる理由がそこにあります。

認知症は、現代医学をもってしてもいまだ特効薬は開発されていません。

しかし、認知症になるリスクを大きく下げることならできます。

それは「奥歯」を抜かないことです。

意外に思われるかもしれませんが、「奥歯を守ること」が認知症予防に大きく貢献するのです。

この本を手に取られた読者のみなさんは、奥歯が何本残っていますか？

奥歯とは、第一大臼歯《だいきゅうし》から第三大臼歯（親知らず）までの歯のことで、上下左右合わせて合計12本あります。親知らずを除くと合計8本です。

その名の通り、臼《うす》のような形をしており、食べ物を噛んだときに細かくすりつぶすことに優れています。

もし仮に、あなたが奥歯を失って、奥歯が無いまま生活を続けていたら、健康を損なうリスクが著《いちじる》しく高くなり、そのまま放っておくと健康寿命にも深刻な影響を及ぼす恐れがあります。

奥歯が無いと認知症のリスクは約2倍になります。

転倒して、寝たきりになるリスクも高まります。

奥歯が無いと、転倒する？

これはジョークでもなんでもありません。その理由は本書できちんと説明しますが、歯科医なら誰もが知っている常識です。

認知症や転倒のみならず、奥歯の喪失は、脳卒中、心疾患、インフルエンザや肺炎などの感染症、貧血の原因にもなります。

「自分はまだ奥歯があるから大丈夫」

なんて安心していませんか？

一見、奥歯がきちっと揃っている人でも、診療室で診てみると、気づかないうちに奥歯が歯周病やむし歯に冒されている人が少なくありません。実際、30代で約80％、40代では90％近い人が歯周病にかかっているという調査データもあります。

歯周病やむし歯に罹患《りかん》していると、歯周病菌やむし歯菌が血液に入り、脳、心臓、肺など人体のさまざまな場所で悪影響を及ぼし、重篤な病気を引き起こす危険性があることがわかっています。そして、歯周病やむし歯がさらに進行することで、奥歯を失うことになり、それらの病気をより悪化させてしまうことにもつながります。油断は禁物です。

そこで本書では、私たちの健康寿命に大きな影響を与える奥歯を中心に、できる限り自分の歯を健康に残していくための最新情報をお伝えしていきます。

本書の前半では、奥歯を失うことで起こるさまざまな全身への影響や、奥歯を失うきっかけとなる歯周病やむし歯の知られざる原因やメカニズムを解説します。

そして後半では、歯周病やむし歯を防ぐ方法、いくつになっても噛める、喋《しゃべ》れる人生を送るための、最新の予防歯科学にもとづいたセルフケアの方法をお伝えしていきます。

本書が、読者のみなさんをより豊かで充実した人生へと導く〝杖〟になってくれたら、著者としてこれに優る喜びはありません。

ボケたくなければ「奥歯」は抜くな

目次

第1章

ボケるかどうかは奥歯で決まる⁉

――認知症になるリスクは約2倍！ 予防歯科学からの最新報告

第3章　その〝歯磨き常識〟が歯を失わせる
――歯磨き粉、電動歯ブラシ、磨くタイミング…多くの人が勘違いしていること

歯周病

第6章　予防歯科医が自ら実践しているセルフケア
——今日から取り入れたい、朝・昼・夜の歯のケアと食習慣

編集協力／スーパーサウルス
（坂口香津美、落合篤子）
本文イラスト／嘉戸享二
図表作成・DTP／エヌケイクルー

第1章

ボケるかどうかは奥歯で決まる⁉

——認知症になるリスクは約2倍！　予防歯科学からの最新報告

奥歯の有無が健康寿命を決めていた

ある日、大学の私の診療室に、認知症と診断された70代の女性が診察に来られました。お口の中を拝見すると、右下の奥歯のまわりから膿《うみ》が出て奥歯がグラグラになっています。

かなりひどい状態です。よくここまでがんばってこられたな、と正直思いました。しかし、痛みもいよいよ激しくなり、日常生活にも支障をきたす状態になったことから家族に付き添われ、来院されたのでした。

診察をすると、ぎりぎりのところで奥歯を残せる状態でしたので、何度か通院をお願いして無事治療を終えました。

その後、家族の方から、「奥歯で噛めるようになったら、おばあちゃん、嘘のように食欲が戻り、笑顔が出るようになりました」と私のもとに感謝の電話がありました。

日本人の平均寿命は、明治時代は40代前半でしたが、戦後に50歳、1980年代には75歳を超えました。

そして、現在では男性は約81歳、女性は約87歳と世界のトップクラスで、いまや日本は〝人生100年時代〟といわれています。

一方、健康寿命というものもあります。健康上の問題で他人の支援や介護を必要とせず、自立して生活を送れる期間のことで、日本人の平均は、男性が72歳、女性が75歳。つまり、平均寿命までの期間は男性で約9年、女性で約12年あるわけです。

この健康寿命と平均寿命の間、身体的な衰えから免れない晩年、誰しもさまざまな問題を抱えます。

ボケる（認知症）などの要介護状態に陥るのもこの期間で、ボケないまでも、加齢とともに認知機能の低下は、誰もが避けて通ることはできません。

いま、日本では65歳以上の高齢者の5人に1人が、介護を必要としています。そして、要介護になった人の5人に1人が、認知症を発症しているのです。国は、2025年には65歳以上の5人に1人が認知症になると試算しています。

……ボケるか、ボケないか。もちろん、誰も絶対にボケたくなどありません！

じつは、ボケるかボケないかの重要なカギは「奥歯の健康」が大きなウエートを占めているころが、近年の研究で明らかになっています。

前歯・糸切り歯・奥歯…それぞれの歯の特徴

人間の歯は口の中に入った食べ物を噛み切り、砕《くだ》き、すりつぶすためにあります。

歯には、大きく分けて前歯（切歯《せっし》）、糸切り歯（犬歯《けんし》）、奥歯（臼歯《きゅうし》）があり、それぞれ次のような役割があります。

・前歯（切歯）
歯列の中央にあり、おもに食べ物を噛み切ったり、ちぎったりする役割があります。また、前歯の有る無しは、顔の表情・印象を大きく左右するとともに、発音（とくにサ行の言葉をいうとき）にも大きな影響を与えます。

（図表 1） **上下の歯列**

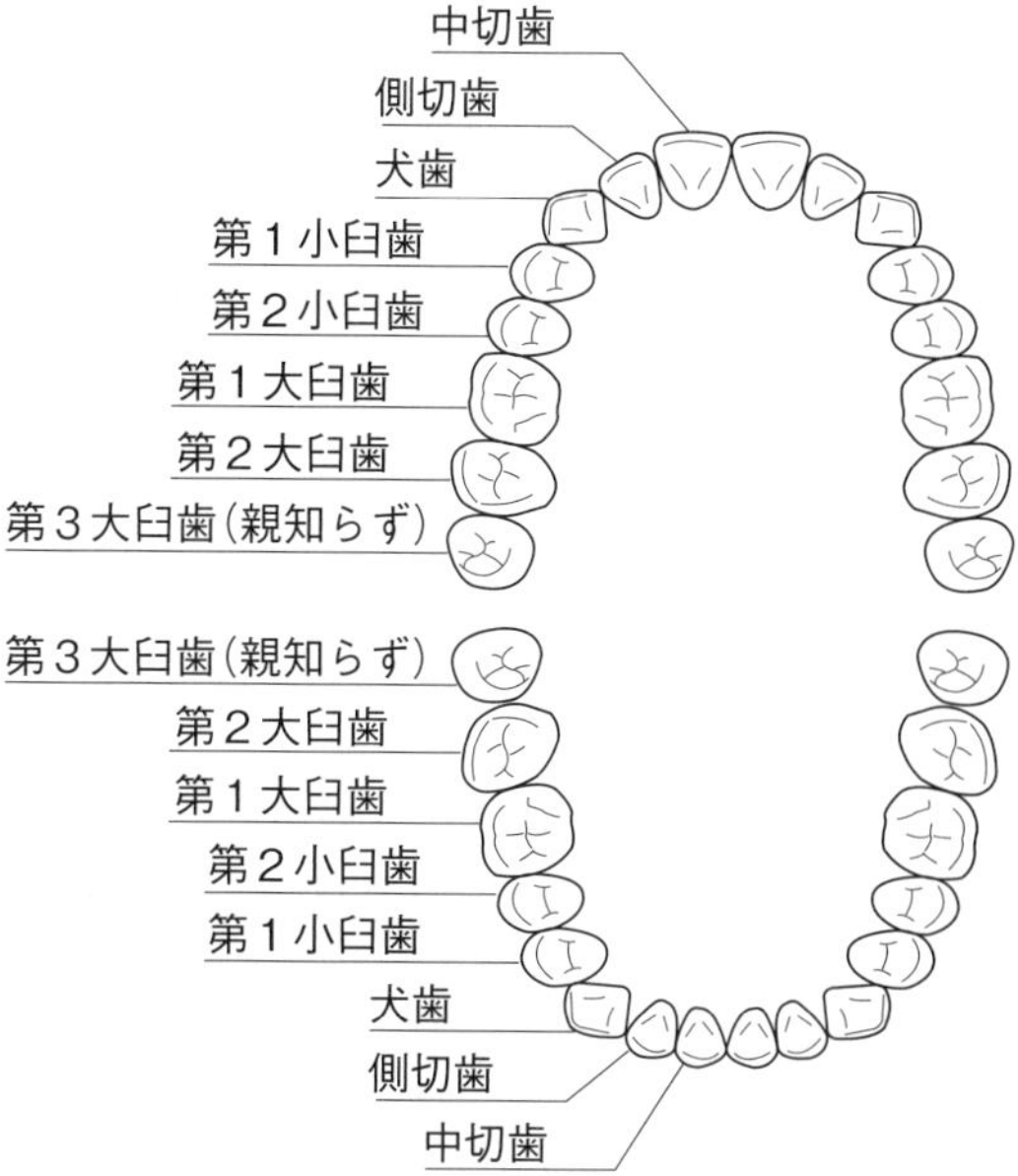

（図表 2） **それぞれの歯の歯根（下顎《したあご》）**

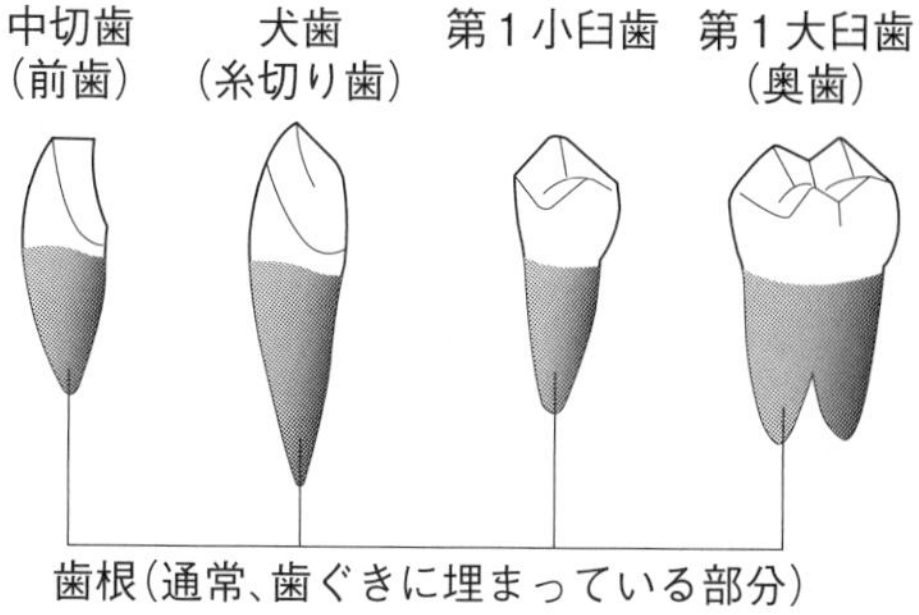

・糸切り歯（犬歯）

前歯と奥歯の間にある、おもに食べ物を切り裂く役割がある歯です。犬歯はほかの歯よりも歯根《しこん》（歯ぐきに埋まっている歯の根元の部分）が長く、強度があるのが特徴です。これは、歯が横からの力に弱いため、歯ぎしりなどの際、上下に長い犬歯が最も触れ合うことで、前歯や奥歯に負担がかかるのを防いでいると考えられています。

・奥歯（臼歯）

歯列の奥にあり、おもに食べ物を噛み砕いたり、すりつぶしたりする役割があります。奥歯には手前側の小臼歯と奥側の大臼歯があり、小臼歯は上下左右2本ずつ、大臼歯は親知らずといわれる第三大臼歯を入れると、上下左右3本ずつ、合計12本あります。親知らずは生えてこない人もいます。

このように歯にはそれぞれに役割があり、1本失われただけでも、さまざまな不具合が生じます。

なかでも、健康寿命を大きく左右するボケや転倒、生活習慣病などの予防という観点でいえば、奥歯、なかでも大臼歯の有る無しがとくに重要になってきます。

昔から伝わる健康法に「ひと口30回くらい噛む」というのがありますが、それは奥歯があってはじめて成り立つこと。

実際、大臼歯が1本無くなっただけで、ものを噛み砕く能力が40％も低下するといわれるほどです。

そのため、本書で奥歯というときは、とくに断り書きのない場合は「大臼歯」のことを指すものとします。

奥歯を失うと栄養状態が極端に悪くなる

大臼歯は、ほとんどの哺乳類において歯列の一番後方（人間では小臼歯の後ろ）にある臼《うす》の形をした歯です。通常、食物を噛み砕き、すりつぶす用途で使われます。

永久歯は合わせて28本、親知らずを入れて32本ありますが、上下左右の大臼歯2本ずつ（計8本）を失うと、残りが20本となります。

予防歯科学の研究でも、20本以上歯があるとたいていのものを噛むことができ、食生活を不自由なく送れることがわかっています。

しかし、歯が19本以下になると、噛めなくなるものの割合が一気に高くなり、食生活に不自由をきたす人の数が多くなります。

また、歯が19本以下の人は、歯が20本以上ある人と比べて、たんぱく質、ミネラル類、ビタミン類、食物繊維の摂取量が少なく、炭水化物の摂取が多くなることから、摂取する栄養素に偏りが出てきます。

そのため、歯が19本以下の人は、20本以上ある人に比べて健康維持に必要な栄養素が不足して、病気に罹患する割合が高くなることがわかっています。

そして、ここで注目すべきは、歯が20本に満たない19本以下の人は、「多くの場合、奥歯が失われている」という事実なのです。

奥歯の有無が体のバランスにも影響する

前述したように、奥歯は上下左右にある「親知らず」を除いて、一番奥の歯と奥から二番目の歯をいいます。

奥から二番目の歯が第一大臼歯で、6歳ごろに生えるので「6歳臼歯」とも呼ばれます。また、一番奥にある歯は12歳ごろに生える第二大臼歯で、「12歳臼歯」とも呼ばれます。第二大臼歯の奥に生える第三大臼歯が「親知らず」です。

奥歯はほかの歯より太く大きく作られていて、歯を顎骨《がっこつ》に保ち続ける歯根も多く、上下左右で自分自身の体重を支えるくらいの噛む力があります。

実際、上下の奥歯の間に力を感知するセンサーを入れて噛む力を測ると、大人では約50kgあります。つまり、奥歯は50kgのものを持ち上げるのと同じくらいの噛む力を発揮できるというわけです。

この奥歯でしっかり噛んで、噛み合わせを安定させることが、健康を維持するためには必須です。

奥歯がきっちり噛み合うことで、下顎をしっかり頭の骨に固定し、体のバランスを保つことができます。詳しくは後述しますが、奥歯を失って体のバランスを保つことができなくなると、転倒しやすくなります。転倒しないためには、上下の奥歯がしっかり噛み合っていることが何より重要なのです。

これだけでも、奥歯の大切さをおわかりいただけると思います。

とりわけ「脳」への影響が大きいのはなぜか?

口の最も奥まった場所にある奥歯は、噛み合わせ面にたくさんの溝があり、複雑な形をしているために、歯垢《しこう》（プラーク。46ページで詳述）がたまりやすい歯です。歯ブラシも届きにくく、歯周病やむし歯に最もなりやすい歯でもあります。

毎日、奥歯をきちんと歯磨きするのは大変とはいえ、手入れをしないで放っておいたり、いい加減な歯磨きをしていたりすると、あっという間に歯周病やむし歯になってしまいます。

そして、奥歯を失うと、先にもお伝えしたように、噛み砕く能力が大きく低下し、食べ物を細かくすりつぶすことができなくなります。ちゃんと噛まない食べ物を飲み込むことになり、結果的に消化器官に過度な負担をかけてしまうことになります。

消化器官以上に深刻な影響を受けるのが「脳」です。

奥歯を失うとボケやすくなります。

認知症の患者さんに歯が無い人が多い理由

十数年前、ある介護老人保健施設で、認知症の方のお口の中を拝見する機会がありました。驚いたことに、多くの方はほとんど歯が無く、義歯も使っていませんでした。

どうして歯が無いままにしておくのだろう、と疑問を抱きましたが、そのときは、「認知症になったから、歯を失ったのだろう」と単純に思っていました。

しかし、調査を行うと、当初の思い込みは見事にくつがえされることになります。

じつは、彼ら彼女らは認知症になったから歯が無いのではなく、「歯を失うことで認知症につながった」ということが明らかになったのです。

私は、２０１０年から２０１２年にかけて、認知症の判定を受けていない65歳以上の高齢者４４２５人を対象に行った過去の追跡調査のデータ（２００３年〜２００６年）を使って、「歯の状態と認知症の因果関係」の分析を行いました。

きっかけは、医師・医学者であるとともに社会福祉学者でもある、この研究プロジェクトのリーダー、日本福祉大学教授の近藤克則氏（現・千葉大学教授）からの分析依頼でした。

分析をする前に、すでに私は「歯を失うと、脳梗塞や心筋梗塞のリスクが高まる」など、体にさまざまな悪影響が及ぶことは知っていました。しかし、「歯と認知症」の因果関係については、正直なところ半信半疑でした。

しかし、分析結果は歴然で、「歯の状態と認知症」には明らかな因果関係があることがわかったのです。しかも、驚くべき強い関係をもって。

私はその調査結果を、アメリカ心身医学会の雑誌「Psychosomatic Medicine」（２０１２

年4月号）に発表しました。

その内容は、「歯（とくに奥歯）がほとんど無い人は、認知症の危険度が増す」というものでした。

歯がほとんど無い人は、たいてい奥歯もありません。

「奥歯が無く、義歯も使用していない人」は、自分の歯が20本以上ある人よりも、年齢、健康状態、生活習慣などの影響を除いても、認知症になるリスクが1・85倍高い。

一方、「奥歯が無くても、義歯を使って奥歯でしっかり噛めている人」は、認知症リスクが1・09倍と、歯がある人とほとんど変わりませんでした。

認知症の方々に奥歯が無かったのは、認知症になって歯の手入れができなくなったからではなく、奥歯が無いために認知症になったと考えられます。

「Psychosomatic Medicine」誌にその調査結果を発表して9か月後の2013年1月、私はこの研究結果を愛知県歯科医師会の研修会で紹介しました。

さぞや歯科医師のみなさんは驚かれるのではと思っていましたが、意に反して、彼らは一様に「やはりそうだったのか」と腑に落ちたような表情を見せたのです。

というのも、大半の歯科医師たちが診療現場で、「奥歯が無くなるとボケが始まり、ボケが進む」「そんな患者さんであっても、義歯を入れると、意識がしっかりしてきて、表情も明るくなる」といった事実に日々、接していたからです。

奥歯を失うとなぜボケるのか？

では、奥歯を失うとなぜボケるのでしょうか？
奥歯を失うことでボケるおもな理由は、次の3点です。

①奥歯で噛まないと脳への刺激が減る
②奥歯が無いと摂取できる食べ物が限られ、脳の健康に必要な栄養素が不足する
③奥歯を失うおもな原因となる歯周病が、脳に悪影響を与える

それぞれ説明していきましょう。

①奥歯で噛まないと脳への刺激が減る

奥歯を使ってよく噛んで食べると、歯根のまわりや頬《ほお》の筋肉が刺激されます。それらの刺激は神経を通じて脳に伝わります。それによって脳の血流も良くなり、脳細胞が活性化するのです。

逆に、奥歯を失い、奥歯を使って噛まなくなると、脳の細胞が刺激されず、脳が老化して、認知症になりやすくなるわけです。

②奥歯が無いと摂取できる食べ物が限られ、脳の健康に必要な栄養素が不足する

奥歯が無くなると、堅いものが噛めなくなるために食べられないものが増え、そのために食事のバランスが悪くなります。その結果、認知症を防ぐ栄養素であるビタミンなどが不足してしまうのです。

私の祖母は、奥歯を失ってからは、食事のときに牛乳にパンを浸して食べていました。残念ながら、晩年は認知症になってしまいました。

奥歯が無くても、義歯を使って噛んでいれば認知症になっていなかったかもしれず、それを思うと残念でなりません。

③奥歯を失うおもな原因となる歯周病が、脳に悪影響を与える

歯を失う原因で最も多いのが歯周病です。

とくに奥歯は歯周病になりやすく、歯周病になると歯ぐきが慢性的な炎症状態になります。慢性的な炎症によって生み出される物質（炎症性サイトカイン）や、歯周病の原因菌（以下、歯周病菌）が出す毒素、歯周病菌を退治するために出される活性酸素などが、血管に入って脳に運ばれ、さまざまな悪影響を及ぼすことが指摘されています。

それだけでなく、近年、アルツハイマー型認知症の患者の脳から歯周病菌が見つかっており、歯周病菌自体が認知症を引き起こす原因になっていると考えられています。

というのも、歯周病菌の一種であるポルフィロモナス・ジンジバリス菌（Ｐｇ菌）が出す酵素が、歯を支える歯槽骨《しそうこつ》を溶かし、歯ぐきの炎症を引き起こすだけでなく、脳においてアルツハイマー型認知症の原因物質であるアミロイドβ《ベータ》を増やす働きをすることがわ

かってきたからです。
もともと、歯周病菌は血液の鉄分をエサにしており、血液を固める作用があるため、脳梗塞や心筋梗塞のリスクを高めることはわかっていました。脳梗塞は血管性認知症の大きな要因の一つです。

（図表3）歯の構造

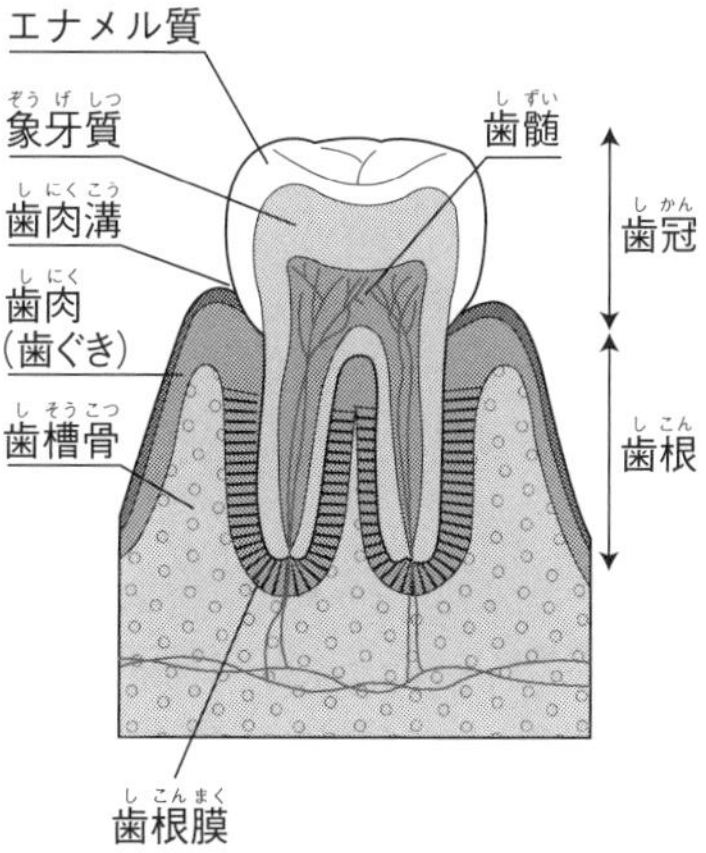

つまり、歯周病になって奥歯を失うことが認知症の原因になるだけでなく、歯周病菌自体が直接的に認知症の原因になることが明らかになったのです。
このように、「奥歯を失うことが認知症のリスクを高める」ことがご理解いただけたと思います。これら3点のほかにも、奥歯が無いとボケると考えられる理由はあります。
とくに大きいのが人とのふれあいが減る

ことです。このことについては後述します。

「噛み合わせ」が悪いと転倒・寝たきりのリスクも高まる

奥歯の有無は、転倒のリスクとの関連性が高いことがわかっています。

高齢者の転倒は非常に危険で、転び方が悪いと脚の付け根（大腿骨頸部《だいたいこつけいぶ》）の骨折を引き起こし、そのまま寝たきり生活になってしまうことがよくあります。

そこまでひどい転倒でなくても、一度転ぶとまた転ぶのではないかと不安になり、自宅でじっとするようにもなります。結果的に自宅に閉じこもることで、運動不足になり、心身が衰弱して寝たきりにつながります。

転倒や骨折は、要介護になる原因の第4位。要介護になった人の10人に1人は転倒・骨折がきっかけになっています。

転倒しやすい人は、体のバランス機能や足腰の筋力が低下しているケースが多く、そこには奥歯の有無が密接に関わっています。

私は、過去1年間に転倒経験のない高齢者1763人を追跡調査しましたが、歯が20本以上の人（奥歯のある人）に比べて、19本以下で義歯未使用の人（奥歯の無い人）は転倒リスクが2・5倍高いという結果が出ました。

なぜ奥歯が無いと転倒しやすくなるのでしょうか？

アメリカのメジャーリーグやアメリカンフットボールの選手は、シーズンオフには必ず歯科治療を受けるといいます。

それは、歯（とくに奥歯）の噛み合わせがしっかりしていないと、持てる力を十分に発揮できないからです。世界のホームラン王である王貞治氏は、現役時代、バッティングのときに奥歯を噛みしめすぎて、奥歯がすり減ってボロボロだったというのは有名な話です。そのくらい力を発揮するためには、奥歯での噛みしめが重要なのです。

これはなにもプロのスポーツ選手に限りません。私たちも日常で重いものを持ち上げたり、遠くに投げたりするときは、奥歯を噛みしめます。奥歯を噛みしめると、頬にある咀《そ》嚼筋《しゃくきん》から神経を通じて足の筋肉に信号が伝わって力が発揮されるメカニズムが、私たちの体には備わっています。

奥歯の噛み合わせが悪いと、下顎がふらついて頭部が不安定になり、同時に頭部を支える体も不安定になります。すると、体のバランスを崩して転倒しやすくなります。歯根や咀嚼筋からの信号は、頭部の位置を安定させることに深く関わっているのです。

うつや閉じこもりをも招く

私たちは3年間かけて、うつ症状のない65歳以上の約1万4000人を対象に、「歯や口の健康とうつの症状との関係」を調べました。

その結果、「半年前に比べて堅いものが食べにくくなったと感じている人」は「そうでない人」に比べて、気分が落ち込むなどのうつの状態になるリスクが1・24倍高いことがわかりました。

また、「歯がまったく無い人」は、「歯が20本以上ある人」に比べて1・28倍、うつ状態になるリスクが高いことも明らかになりました。

さらに、閉じこもりではない65歳以上の4390人を対象として、4年間の追跡調査を行い、歯の本数や義歯の使用が閉じこもりとどのように関係しているかを調べました（ここでいう閉じこもりとは、外出の頻度が週1回未満の方です）。

その結果、65〜74歳の前期高齢者では、所得などの影響を考慮したうえでも、「歯が19本以下で義歯を使っていない人」が閉じこもりになるリスクは、「歯が20本以上ある人」の1・78倍にのぼりました。歯を失うと、うつや閉じこもりになる可能性が2倍近くになるのです。

では、なぜ奥歯を失うと、うつや閉じこもり状態になるのでしょうか？

私たちは人との関わりの中で生きています。人間関係は時に悩みのタネですが、家族や友人、知人との関わりは人生に活力を与え、大きな喜びももたらしてくれます。

人と仲良くなると自然と食事をともにするようになります。食事をしながら会話を楽しむことは、人生の楽しみの一つです。とくに身体活動が減っている高齢者にとって、食べることはなにより大きな楽しみです。

しかし、老人クラブなどの集まりでお弁当が出ても、みんなと同じものが食べづらくなるとどうでしょうか？　次第に食事会などに出席することを控えるようになるのではないでしょうか。

そのため、奥歯を失い、食べる楽しみが徐々に奪われると、うつや閉じこもりになりやすくなると考えられるのです。

そして、うつや閉じこもりは認知症の原因にもなります。

要介護の一歩手前・フレイルのきっかけも奥歯から

「フレイル」という言葉をご存知でしょうか？

フレイルとは、英語の「frailty《フレイルティ》」の一部をカタカナ読みした言葉です。

日本語に訳すと「虚弱」や「老衰」、「脆弱《ぜいじゃく》」の意味で、健康な状態から要介護（日常生活でサポートが必要な介護状態）へ移行する中間の段階といわれています。

わかりやすくいえば、フレイルとは、「加齢にともない心身が老い衰えていく状態」のことです。

フレイルになったまま何も対処せずにほうっておくと、やがて介護が必要な状態になり、認知症や寝たきりになってしまう危険性が高まります。

フレイルの状況を、自分でチェックできるリストがあります。次の5項目をチェックしてみてください。

①年間4・5kg、または5%以上の体重減少がある

＊60kgの人にとっての5%とは一年で3kg以上、50kgだと一年で2・5kg以上の減少が目安になります

②疲れやすく、「何をするのも面倒だ」と週に3、4日以上感じる

③歩行速度の低下

＊一つの目安として、青信号に変わって渡り始めた横断歩道を、信号の色が変わるまでに渡り切れなくなったら要注意です

④握力の低下

＊ペットボトルのキャップが開けづらくなった、雑巾を固く絞るのがつらくなった、などと感じたら握力の低下が懸念されます

⑤身体活動量の低下
＊一日あたりの歩行時間が1時間未満だったり、30分以上の汗をかく程度の運動を週2回以上しないことが当たり前になっていたりすると、要注意です

これらの5項目のうち、3項目以上該当するとフレイル、1項目または2項目該当すると、フレイルの前段階であるプレフレイルと判断されます。

フレイルには、体重減少や筋力低下などの身体的な変化だけでなく、気力の低下などの精神的な老化や社会的交流の低下なども含まれます。

フレイルの状態になると、死亡率の上昇や身体能力の低下が起きます。

また、病気にかかりやすくなったり、風邪をこじらせて入院したりするなど、ストレスに弱い状態になります。そうならないために、次に「フレイル予防の三本柱」をお伝えしましょう。

①定期的な運動

②十分な栄養摂取
③活発な社会参加

この中の「②十分な栄養摂取」に、歯の有無、歯の健康が深く関わってきます。口の機能が低下することを、「オーラルフレイル」といいます。「オーラル」とは、英語で口のことです。

自分や自分の家族がオーラルフレイルになっているかどうかは、43ページの図表4のチェックリストで確認できます。質問事項に当てはまるかどうかをチェックして、合計点を出してみましょう。

点数の合計が3点以上で「オーラルフレイルの危険性あり」となった方は、専門の歯科医に診てもらうなどの対応が必要です。

そして、このオーラルフレイルで最初に起こる重大事が、たいてい「奥歯の欠損」です。奥歯を失うことでフレイルになりやすくなるのです。

オーラルフレイルの人は、そうでない人に比べて、2・4倍フレイルになりやすいことがわかっています。つまり、口の機能の低下が、そのまま介護を必要とする生活に直結する、ということなのです。

ただし、フレイルになると全員が要介護状態に進んでしまうわけではなく、きちんと手当てをすれば元の健康な状態に戻れることがわかっています。そのための大きなカギがオーラルフレイル、なかでも「奥歯を残すこと」にあるのです。

本章では、奥歯を失うことが認知症や寝たきりを引き起こし、健康寿命を縮めてしまうことのリスクについてお伝えしました。

次章では、「奥歯の有無が全身に及ぼす影響」を、最新の予防歯科学研究にもとづいて紹介します。

（図表4）オーラルフレイルのセルフチェック表

	はい	いいえ
①半年前に比べて、堅いものが食べにくくなった	2点	
②お茶や汁物でむせることがある	2点	
③義歯を使用している※	2点	
④口の渇きが気になる	1点	
⑤半年前と比べて、外出が少なくなった	1点	
⑥さきいか・たくあんくらいの堅さの食べ物を噛むことができる		1点
⑦1日に2回以上、歯を磨く		1点
⑧1年に1回以上、歯科医院を受診している		1点

合計 □ 点

※歯を失ってしまった場合は、義歯などを適切に使って、堅いものをしっかり食べることができるよう、治療を受けることが大切です。

合計の点数が

0～2点	オーラルフレイルの危険性は低い
3点	オーラルフレイルの危険性あり
4点以上	オーラルフレイルの危険性が高い

日本歯科医師会ホームページより

点数の合計が3点以上の方は、専門の歯科医に診てもらうなどの対応が必要です。

第2章

長生きしたければ奥歯は残しなさい

——高血圧、糖尿病、感染症…認知症だけでは済まない、その悪影響

奥歯を失う原因の第1位は歯周病

70歳以上の日本人の平均の歯の保有本数は、20本未満といわれています。

自分の歯が20本以上ある人の割合は、70～74歳で63％、75～79歳で56％、80～84歳で44％、85歳以上で26％と、当たり前のことですが年齢を重ねるごとに減っていきます。

そして、70歳以上の高齢者の5割は「奥歯が1本以上無い」というデータがあります。

前章でもお伝えしたように、奥歯を失う最大の原因は「歯周病」です。

歯周病は、歯の周囲にある歯ぐきが腫《は》れる、比較的軽度な炎症である「歯肉炎」から始まります。

歯肉炎が悪化すると、歯ぐきから膿が出て、歯を支える骨（歯槽骨。33ページ図表3参照）が溶け出して、しまいには歯がグラついて抜けてしまいます。これが、「歯周炎」です。

歯周病の直接の原因は、歯垢（プラーク）です。

歯垢とは、歯の表面に付着している細菌のかたまりのことです。口の中にいるむし歯菌などの細菌は、砂糖などの糖分を栄養にして増殖する際に、ネバネバした多糖体を放出します。それによってしっかり歯に貼り付いているため、うがいをしたくらいでは除去できません。

その歯垢の内部でむし歯菌が酸を作り出すことで、歯のエナメル質を溶かしてむし歯を作ります。

歯垢にはまた、歯周病を引き起こす歯周病菌も棲《す》みつきます。歯周病菌はむし歯菌と違って空気を嫌う性質があるので（これを嫌気性《けんきせい》といいます）、歯と歯ぐきのすき間（歯肉溝）や歯と歯の間（歯間）など、空気が入りにくい場所に歯垢ができることで増えます。

歯周病菌が増えると、死んでいく菌も増えて、壊れた菌の一部（毒素）が歯ぐきに炎症をもたらし、歯を支えている歯槽骨を溶かします。

歯を支えている歯槽骨は、破骨《はこつ》細胞と骨芽細胞によって破壊と再生が繰り返されています（これを骨リモデリングといいます）。歯周病菌が出す毒素は、そのうちの破骨細胞だけを活性化させてしまうために、再生が追いつかなくなり、骨が溶け出してしまうのです。

通常は、体内に入った毒素は白血球が退治（処理）してくれますが、歯周病菌が増えて処理できないほど多くの毒素が入ってくると、それが追いつかなくなるのです。

ただし、歯肉炎の段階では、きちんとしたブラッシングを行えば、元の健康な歯ぐきに戻れます。しかし、歯を支える骨が溶け始めてしまうと、ブラッシングをしても元の健康な状態にまで戻すのは困難になります。

これが、奥歯を失わせる歯周病菌の怖さです。

歯周病の直接の原因は歯垢（プラーク）ですが、間接的にはさまざまな要因があります。たとえば喫煙者は、非喫煙者の2～8倍も歯周病になりやすい、というデータがあります。たばこの煙には3000種類もの化学物質が含まれ、有害物質は200～300種類にのぼります。これらの物質が歯ぐきの血流を妨《さまた》げ、防御機能を弱め、細菌の増殖をうながします。

また、精神的なストレスなどが要因で起こる歯ぎしりや、歯並びの乱れ、噛み合わせの不良も、歯周病のリスクを高め、進行を加速させます。

口の中も細菌バランスが大事

私たちの口の中には、ふだんから無数の細菌が常在しています。

腸の中に善玉菌や悪玉菌、そして、通常の状態では良いことも悪いこともしない日和見《ひよりみ》菌がバランスをとっていて、それらは腸内フローラ（フローラとは〝お花畑〟の意味）と呼ばれています。

口の中にも同じように、むし歯や歯周病をもたらす悪玉菌と日和見菌がいて、口内の健康が保たれていれば、バランスがとれている状態です。

ところが、食生活の乱れや歯のケアをおこたったり、ストレスなどで口の中の細菌バランスが崩れたりすると、悪玉菌が多く繁殖することになります。

そんなときに、歯周病になって歯ぐきから出血したりしていると、歯ぐきの血管から細菌や毒素が血液の中に入り全身に回ります。これが「菌血症」といわれる、血流に細菌が存在する状態です。

健康な人であれば、血液中の白血球が細菌や毒素を処理し、一過性の菌血症で終わり、大きな問題にはなりません。

しかし、歯周病が悪化して細菌や毒素が多く体内に回っているにもかかわらず、体の抵抗力が低くなっていると、全身のさまざまな臓器に悪影響を及ぼすのです。

このように、歯周病はたかが歯の病気とあなどれない怖さを秘めています。

繰り返しますが、歯の健康は健康寿命と密接に関係しています。

そして、その大きなカギを握るのが歯周病予防なのです。

歯周病は、口の健康だけでなく、血液を介して全身に悪影響を広げるやっかいな病気なのです。

奥歯が無いだけで肥満になりやすい

誰もが気になる肥満ですが、これも歯の健康状態と密接な関係があります。

肥満とは、体脂肪が過剰に蓄積した状態をいい、体内に取り入れられた脂肪分が、筋肉のすき間など全身のさまざまな部位に入り込み、付着する状態をいいます。

肥満には、内臓のまわりに脂肪が蓄積する内臓脂肪型肥満と、下腹部や腰まわり、お尻などの皮下に脂肪が蓄積する皮下脂肪型肥満があります。

とくに注意が必要なのは内臓脂肪型肥満、いわゆるメタボ（メタボリック・シンドローム）です。

メタボは、糖尿病、脂質異常症、高血圧症、心血管疾患などの生活習慣病をはじめとする、さまざまな疾患の原因となることがわかっています。

そして、メタボの人は歯周病になっていることが多く、また、歯周病の人はメタボになりやすいことも明らかになっています。メタボと歯周病の関係は、１９９８年に日本で初めて発表されました。

メタボになると、なぜ歯周病になりやすいのでしょうか？

メタボの原因となる肥満は、それ自体が慢性的な炎症です。内臓脂肪の細胞から炎症（腫れ）を起こしたときと同じ物質（炎症性サイトカイン）や活性酸素が出され、血液の中に入っていきます。

それらが歯ぐきの組織に巡ってくると、歯ぐきの炎症を誘発し、歯周病を引き起こします。

歯周病になって奥歯がグラついたり、奥歯を失ったりすると、堅いものが噛みづらくなり、ご飯などの炭水化物や脂質の多い食事を多く摂るようになります。加えて、噛み合わせが悪いために、あまりよく噛まずに飲み込む。そのために早食いになり、その結果、肥満になったり、肥満が進んだりするのです。

そんなメタボと歯周病の悪循環に陥らないためにも、肥満には十分に気をつけなくてはなりません。肥満度の目安には、国際的な指標ＢＭＩが用いられます。体重（kg）を身長（m）の2乗で割った数値です。

たとえば、身長が１６０cm、体重が60kgの人ならば、

60÷（１・６×１・６）＝60÷１・６÷１・６＝２３・４３７５

で、ＢＭＩは約23になります。

日本肥満学会ではＢＭＩが25以上を肥満としています。30以上の人は、歯周病になるリスクが８・６倍も高まることがわかっています。

糖尿病と歯周病の負の連鎖

いまでも私がよく覚えている患者さんがいます。

あるとき、私の診療室に、「歯磨きをすると歯ぐきから出血しはじめ、血が止まらなくなる」という患者さんが来られました。

診察すると、歯と歯ぐきの境目から出血があり、明らかに歯周病でした。

「歯ぐきが弱って歯周病になっていますね。それで出血しやすくなっているんです」

私はその場で歯ブラシで、患者さんの歯と歯ぐきをブラッシングしました。しばらくブラッシングを続けていると、出血は止まりました。

そして、こうアドバイスをしました。

「糖尿病とか、ほかのご病気がある可能性があります。一度内科を受診することをおすすめします」

すると、次の診察時に、その患者さんに丁重にお礼をいわれました。

「先生のいわれたとおりに内科で診てもらったら、糖尿病でした。重症で、このまま何もしないでほうっておくと、足を切断したり、透析したり、大変な事態になると脅されましたよ……」

糖尿病は、すい臓で作られるインスリンという糖を代謝するホルモンが十分に働かないために、血液中を流れる糖（血糖）の値が高いままになってしまう病気です。

血糖値が高い状態のままでいると血管がもろくなるため、放置すると心臓病や失明、腎不全、足の切断といった、重い病気（合併症）につながる恐ろしい病気です。

さらにやっかいなことに、歯周病も糖尿病の合併症の一つで、歯ぐきにある血管が傷つき、歯周病菌による感染が起こりやすくなることで発症します。そのため、すでに糖尿病の持病を抱えている方、血糖値の高い方は、歯周病への注意も必要です。

歯周病は糖尿病を悪化させます。歯周病を起こした歯ぐきで作られた炎症性サイトカインという物質が、血液中に入り込みます。そして、その物質は、血糖を分解するインスリンの効きを悪くするため、糖尿病を悪化させてしまうのです。歯周病を治療すると糖尿病が改善することがあるのはそのためです。

ちなみに、アルツハイマー型認知症は「脳の糖尿病」とも呼ばれ、糖尿病になるとかかるリスクが高まる病気です。つまり、歯周病・糖尿病・認知症はとても関連が深い病気なのです。

ただし、糖尿病も歯周病も、どちらも最初はほとんど症状がないため、それらの病気に罹患しても初期には気づかないケースが多々あります。

そのため、高血糖・糖尿病が歯周病を招き、歯周病が糖尿病を悪化させるという、両者が相互に影響して負のスパイラルに陥ることがよくあります。注意したいところです。

誤嚥性肺炎のリスクも高める怖さ

水や汁物を飲んでむせるのは、水分が食道のほうではなく、誤って気管のほうに入るからです。これを誤嚥《ごえん》といいます。高齢者になると誤嚥が多くなります。

水分とともに口内の雑菌が気管を通じて肺に入って炎症を起こすと、肺炎になります。これが誤嚥性肺炎です。

高齢者になぜ誤嚥が多いかというと、加齢によって気管やのどに詰まったものを吐き出す力が衰えるからです。

２０１９年の１年間に、誤嚥性肺炎で亡くなった人の数は約４万４００人。死因の多い順から数えて6番目でした。国は誤嚥性肺炎による死亡を深刻に受け止め、２０１７年から死因の統計に、肺炎とは別に「誤嚥性肺炎」を加えたほどです。

80歳以上の肺炎患者の90％以上が、誤嚥性肺炎という調査結果もあります。

私たちは、65歳以上の人が治療のために医療機関にかかったデータ約２００万人分を使って、「歯の数と誤嚥性肺炎との関係」を調べました。

その結果、歯が20本以上の人に比べて、歯が10〜19本以下の人、１〜９本の人は誤嚥性肺炎になるリスクが、それぞれ１・20倍、１・53倍高いことがわかりました。

つまり、歯が無いことで誤嚥性肺炎になるリスクが高くなるのです。

そもそも誤嚥性肺炎を起こす原因菌の多くは、口の中にふつうにいる細菌です。日和見菌と呼ばれる、健康なときにはとくに体に害を与えない細菌であることが多いのですが、これが誤嚥によって肺に入ります。

誤嚥で細菌が肺に入っても、免疫力が保たれていれば肺炎になることはありません。しかし、加齢に加えて、歯を失った状態のままでいると、食べるものが限られて栄養状態が悪くなり、免疫力が下がって、肺炎を引き起こしてしまうのです。

逆にいうと、日ごろから口の中を清潔に保ち、歯を残すことで誤嚥性肺炎による死亡リスクを減らすことができるということです。

歯周病は肝硬変・肝臓がんの原因になる

２００５年、私たちは実験用動物のラットを使って実験しているとき、偶然にも「歯周病が脂肪肝の原因になる」ことを発見しました。

肝臓内に中性脂肪がたまった状態を脂肪肝といいます。

脂肪肝とは、食べすぎ、飲みすぎ、運動不足などが理由で、余分な糖質や脂質が中性脂肪に変わり、肝臓の中に過剰にたまって、肝細胞の30％以上になっている状態です。

脂肪肝はほとんど自覚症状がありませんが、肝硬変から肝がんになったり、狭心症や心筋梗塞など心疾患になったりするリスクが高くなることがわかっています。

私たちは、ラットの歯肉溝《しにくこう》（歯と歯ぐきの間の溝）に歯周病菌の毒素などを毎日塗り込むことで、人為的に歯周病を引き起こすことに成功しました。

そうして歯周病となったラットの肝臓を見てみると、赤い斑点ができていました。明らかに正常のラットの肝臓とは違っていたのです。

赤い斑点の正体を知るべく、私は広島大学歯学部で病理学を担当されている髙田隆教授（現・同大名誉教授）を訪ね、医学的な診断を依頼すると、ラットが脂肪肝になっていることが明らかになりました。

一般に、脂肪肝は飲酒量が多い人に起こりやすいとされています。しかし、飲酒しない人にも脂肪肝が発生し、それをNASH《ナッシュ》（非アルコール性脂肪肝疾患）と呼んでいます。NASHは、肥満にともなって起こるとされています。

２０１２年、「ＮＡＳＨの患者さんで歯周病もある人」を対象に、歯周病の治療をしたところ、肝臓の機能が改善したという研究成果が報告されました。

高田教授らは、さらに研究を進め、ついに歯周病菌が肝臓に到達してＮＡＳＨを引き起こすメカニズムを解明しました。歯周病は確実に脂肪肝、そして肝硬変から肝がんへのリスクを高めていたのです。

早産、低体重出産の引き金にも

「一子《いっし》を得ると一歯《いっし》を失う」「妊娠中は歯が悪くなる」などといわれますが、実際、妊娠すると歯周病になりやすくなります。

なぜでしょう？

妊娠すると女性ホルモンが増加し、それにともない歯周病菌が増えます。歯周病の原因菌の中には女性ホルモンを好む菌がいるからです。また、妊娠するとホルモンバランスの変化で唾液がネバネバしてくるので、口の中の食べかすなどを洗い流す作用が落ちて菌が増殖します。

また、「つわり」があると、歯ブラシを口の中に入れるのがつらくなり、歯磨きが困難になることも歯周病菌が増える原因です。

さらにやっかいなのは、妊婦が歯周病にかかることによって、早産のリスクが1・78倍、低体重児出産のリスクが1・82倍、早産および低体重児出産のリスクが3倍高くなることです。

早産とは、出産予定日よりも早く産まれることで、赤ちゃんが母体の中にいる期間が37週未満の場合を指します。

低体重児とは、生まれたときの体重が2500g未満の新生児のことで、母体の中で赤ちゃんが十分に育たなかった状態をいいます。

低体重児は神経の発達異常が起こりやすくなるだけでなく、将来、高血圧、心臓病、糖尿病、脳卒中、脂質異常症などのさまざまな病気のリスクが高くなることが指摘されています。

なぜ、歯周病が低体重出産のリスクを高めるのでしょうか？

歯周病になると、歯ぐきから歯周病菌や毒素などさまざまな物質が血液中に入り、全身に運ばれます。その中に、プロスタグランジンという物質があります。

この物質は、出産を促す生理活性物質として、医薬品として陣痛促進や治療的流産（医療上の理由によって行われる中絶）の際に用いられるのですが、歯周病にかかった歯ぐきの中でも作られ、血液に乗って全身を巡ることがわかっています。

つまり、妊娠をすると歯周病になりやすくなり、いったん歯周病になると妊婦の体に悪影響を及ぼし、早産や低体重児出産のリスクを高めるというわけです。

歯周病が貧血を引き起こすメカニズム

ある地域の住民の方々に協力していただき、歯科検診のデータと健康診断での血液検査のデータをもとに、1年間にわたって「歯周病と血液検査の変化」を調べたことがあります。

その結果、歯周病が進んだ人ほど赤血球数が少なく、貧血になる可能性が高いことがわかりました。

なぜ歯周病になると、貧血が起こりやすくなるのでしょうか？

それは、先にもお伝えしたように、歯周病になって歯ぐきに炎症が起こると、炎症性サイトカインという物質が分泌されます。この物質は血液に乗って全身を回り、体の各所で炎症を誘発するのですが、これが骨髄《こつずい》に達すると、骨髄にある造血幹細胞《ぞうけつかんさいぼう》（血液を作る細胞）の働きを抑え込んでしまいます。そのため、歯周病になると貧血になりやすくなるのです。

貧血を起こしやすい女性は、とくに注意が必要です。

歯が少ないほど感染症リスク、死亡リスクが高まる

「多くの歯を失った人ほど短命である」

そんな衝撃的な調査結果が、世界各国で発表されています。

たとえば、高齢者施設に入所している日本人高齢者（平均年齢80歳）約２０００人を6

年間追跡した調査では、20本以上歯がある人に比べて、歯がまったく無く、義歯も入れていない人の死亡率（死亡リスク）は１・８倍も高いという結果が出ました。

別の調査で、65歳以上の日本人２万１７３０人を４年間追跡した結果、20本以上歯がある人と比較した死亡リスクは、歯が10～19本で義歯未使用の人で１・３倍、歯が０～９本で義歯未使用の人では１・７倍もありました。

また、奥歯が無い人は、奥歯でしっかり噛める人と比べて、脳卒中、心筋梗塞、肺炎、がんによる死亡の確率、すなわち死亡リスクが80％以上高いという報告もあります。

奥歯を失い、食べられるものが限られてくると、栄養状態の悪化によって、免疫力が低下するために、新型コロナウイルスやインフルエンザ、肺炎などの感染症の危険性も高まります。

ただし、奥歯を失っても、義歯を入れることで死亡リスクを約３割減らすことができることもわかっています。不運にも奥歯を失った人でも、義歯で補えば、健康を保てる可能性が高まるのです。

〝たかがむし歯〟が心疾患を招く怖い理由

歯周病に次いで歯を失う原因は、むし歯です。

むし歯は、ミュータンス菌などのむし歯の原因菌が出す酸によって、歯のカルシウムが溶かされ、ついには穴があいてしまう病気です。

むし歯は歯周病と同様、重症になるまでは自覚症状が少ないため、初期には気づきにくいのが特徴です。

むし歯菌は、私たちが食事を摂ったあと、食べかすの中の糖分を分解し、歯垢（プラーク）を作ります。

歯垢は、前述したように餅のようにネバネバしており、歯にべったりと付着します。

そして、その歯垢の中でむし歯菌は糖を分解して酸を出し、歯を溶かして、むし歯を作ります。ズキズキする痛みは、むし歯菌が歯の神経（歯髄）にまで達し、重度のむし歯になった証拠です。

歯の中の神経の通っているところには血管も通っており、むし歯菌は簡単に血液の中に入ります（33ページ図表3参照）。

血液を通じて全身を回ったむし歯菌は、そのネバネバした分泌物によって体の特定の部位にくっついてたまりやすくなります。とくに心臓の内側の壁である心内膜、心臓内の弁やその人工弁などに、むし歯菌のかたまりができやすいことがわかっています。

これは感染性心内膜炎といわれ、手術が必要となる場合や、死に至るケースもある、たいへん恐ろしい病気です。

感染性心内膜炎以外にも、体の重要な器官（臓器）の機能不全が起こる「敗血症」などへと進展することもあります。

「たかが、むし歯」と侮《あなど》れない理由がここにあります。

むし歯予防というと子ども向けの対策のように思うかもしれませんが、成人になってから、そして高齢期を迎えてからも、歯周病とともにむし歯を予防することは、健康寿命を延ばすためにも重要なのです。

本章では、歯を失わせる歯周病やむし歯が、認知症や寝たきりだけでなく、さまざまな全身の病気につながることを解説しました。

次章では、歯周病やむし歯を防ぐために、多くの方が良かれと思ってやっている歯磨きの常識を、最新の予防歯科学の観点から検証したいと思います。

第3章

その〝歯磨き常識〟が歯を失わせる

――歯磨き粉、電動歯ブラシ、磨くタイミング…多くの人が勘違いしていること

間違った歯磨き常識があふれている

「ボケや寝たきりを防ぐためには、20本以上、歯を残さなくてはならない。そのためには、歯磨きをきちんとしなくてはいけない」

確かにその通りなのですが、残念ながら正しく歯磨きを実行できている人は少なく、「間違った歯磨き」を実践している人が多いのが現実です。間違った歯磨きは、歯周病やむし歯予防の効果が期待できないだけでなく、時として歯を失うリスクを高めてしまいます。

テレビ、雑誌、インターネットなどで、よく歯と口の話題が取り上げられます。

「へぇ～、なるほど！」

と思うようなものや、一般に知れわたっている歯磨き常識とは180度違ったものなど、じつにさまざまな情報が氾濫しています。

しかし、そのような情報の中には、予防歯科の専門家の私から見て、ちょっと首を傾《かし》げたくなったり、行きすぎではないか、と感じたりする情報も少なくありません。

ここでは、最新の研究成果にもとづいて、「科学的根拠」のある歯磨きの情報をお伝えします。科学的根拠のある情報とは、「人を対象とした研究で有効性が証明された情報」のことです。

「食後に歯磨きしてはいけない」は間違い？

最近、とくに誤解されている歯磨きの〝常識〟に、「食後すぐに歯磨きをしてはいけない」というのがあります。

ここ数年、私のもとにも、

「食後すぐの歯磨きは、歯が削れてしまうのでよくないんですよね？」

と尋ねてこられる方が何人もいました。

そういう方たちに対して、私はいつもこう答えています。

「食後すぐに歯磨きしても、問題ないですよ」

よほど酸性の強い食品を食べた直後でなければ、通常の歯磨きで、簡単に歯は削れたりはしないからです。

では、なぜ「食後すぐに歯磨きをしてはいけない」という常識が広まったのでしょうか？

その理屈はこうです。

糖質を含む食事をすると口の中が酸性になり、食後すぐは歯が軟らかい状態になっている。だから、歯磨きをすると歯を傷つけてしまう。そのため、食後30分程度待って、唾液で酸が中和されたときに歯磨きをすれば、歯を傷つけることなく磨くことができる、というものです。

一見、もっともな理屈に見えますが、この主張は、「試験管内の実験」にもとづいています。

その実験とは、歯のかけらを酸性の炭酸飲料に90秒間つけたあと、人の口の中に一定時間戻し、その後に歯ブラシで磨いて、歯がどの程度削られたかを比較したものです。

その結果、口の中にあった時間が30分以上だと歯が削られる量が少なかった、というものでした。

そこから、「食後すぐに歯磨きをしてはいけない」「唾液で酸が中和される食後30分以降に歯磨きをすれば、歯を傷つけにくくなる」という〝常識〟がひとり歩きするようになったのです。

炭酸飲料よりも注意したい食品

しかし、繰り返しますが、この結果はあくまで試験管の中での結果であり、私たち人間の口の中と同じと考えるのには無理があります。

試験管と私たちの口の中の大きな違いは、口の中には唾液があることです。

唾液にはさまざまなイオンと呼ばれる物質が含まれているので、酸やアルカリが加えられるとそれらと反応し、中性に保とうとする緩衝《かんしょう》作用が起こります。

この唾液の緩衝作用のため、炭酸飲料が口の中に入っても、先ほどの実験ほどには歯は酸性にならないのです。

歯が酸によって溶けることを酸蝕《さんしょく》といいます。むし歯は、むし歯菌が砂糖から作る酸によって、歯の主成分であるカルシウムやリンが溶かされて起こります。

ちなみに、むし歯以外でも、酸を扱う職業の人が、マスクをしないで日常的に酸の蒸気を吸い込んでいると、前歯の表面が溶かされることがあります。

また、酸性飲料を頻繁に飲む人にも酸蝕が起こりやすいことが知られています。ヨーロッパの調査からは、ワインをよく飲む人に酸蝕が多いことが報告されています。

このことからも、歯磨きで歯が削れやすいのは「食後」ではなく、正しくは「酸性食品の飲食後」なのです。

実際、先の実験を行った研究グループの一人、東京医科歯科大学の北迫勇一氏に、私たちの予防歯科学の学会で講演をしていただいたことがあります。その際に、「自分が伝えたかったのは、酸性食品を摂ったあとの歯磨きには注意してほしいということで、食後すぐに歯を磨いてはいけないという情報が広まるのは、本意ではない」とおっしゃっていました。

酸蝕の原因を調べるために、人を対象とした研究も行われていますが、「食後の経過時間との関連はない」という調査結果も出ています。

ヨーロッパの6か国の成人（18〜35歳）３１８７名を対象として、酸蝕と生活習慣の関係が調査されました。それによると、朝食後すぐ（0〜7分後）に歯磨きをする人と、８〜12分後、13〜17分後、18〜25分後、26〜44分後、45分以上あとに歯磨きをする人の間では、酸蝕になっている人の割合に違いはなかったという結果が出ているのです。

酸性食品、たとえば「柑橘類《かんきつるい》」や「柑橘系の１００％ジュース」「炭酸飲料」を飲食したあとは、口の中が酸性になります。ただ、ジュース類はサラサラしているため、多くはうがいをするだけでも歯の表面から流れていきます。注意するとすれば、黒酢などを飴《あめ》状《じょう》にしてトロリとさせている食品は、酸性の酢が歯に付着し、いつまでも残りやすいため、気をつけたほうがいいかもしれません。

また、加齢などで歯ぐきが下がり、歯根が露出してしまっている方は、歯根には酸に比較的強いエナメル質がないので、その部分を磨く際にはとくに、力を入れすぎないように注意したほうがいいでしょう。

そうでなければ、それほど神経質になる必要はありません。

むしろ、食後30分の間にも、むし歯菌は食事で摂った砂糖から酸を作り出していることに注意が必要です。

そのため、歯の酸蝕について解説した医学の教科書には、「一般に、食後はすぐに歯を磨くべきである」と注意書きがされていますし、日本歯科保存学会、日本小児歯科学会なども一様に、「食後すぐの歯磨きは問題ない」ことを発表しています。

実際、私自身、食後すぐに歯を磨いていますが、歯が削れるなどの問題は起きていません。

先に挙げたような酸性の強い食品を多く摂った直後でない限り、食後すぐに歯磨きをしても問題はないのです。

歯磨きには、むし歯の予防効果はない

むし歯は、むし歯菌によって作られた酸が歯を溶かして、歯に穴があく病気です。

その予防法には、大きく次の3つの考え方があります。

1つ目は、むし歯菌を取り除く歯磨き。2つ目は、砂糖を減らしたり、酸ができない糖に変えること。そして3つ目は、歯の質を強くして酸に溶けにくくすることです。

これら3つの考え方の中で、私たち日本人は、「むし歯菌を取り除く歯磨き」が最も効果的と教えられてきました。

私が教鞭を取っている大学の歯学部では、予防歯科学を学ぶのは2年生になってからです。

予防歯科学を学ぶ以前の1年生に、効果的なむし歯予防法について尋ねると、ほとんどの学生は「歯磨き！」と答えます。

では、「歯磨きの方法とは？」と尋ねると、大半は「歯ブラシで歯をくまなくこすること」と答えます。

しかし、残念ながら、歯ブラシでこするだけの歯磨きには、むし歯の予防効果はないことから、

「歯磨きには、むし歯の予防効果はありません」

と私が答えると、彼ら彼女らは一様に驚き、絶句します。

そう、子どものころから「歯磨きこそが最大のむし歯予防法」と教えられてきたのですから、驚くのも無理はありません。

でも、実際に歯ブラシでこするだけの歯磨きには、むし歯の予防効果はありません。なぜなら、むし歯になりやすいところは、たいてい歯ブラシの毛先が届かないからです。

むし歯になりやすいところとは、奥歯の噛み合わせの溝の中と、歯と歯の間です。

また、一度むし歯を削って材料を詰めた場合、詰めた素材と歯の境目も、歯ブラシの毛先が届かず、新たにむし歯になりやすい箇所です。

歯ブラシによる歯磨きのむし歯予防効果がどれほどのものか、これまで多くの国で検討されてきました。しかし、残念ながらほとんどの研究で歯磨きによるむし歯予防効果は実証できませんでした。

アメリカ歯科医師会のパンフレットには、奥歯の噛み合わせの溝と歯ブラシの毛先の大きさを、顕微鏡で比較した写真が掲載されています（図表5）。

これを見るだけでも、歯の噛み合わせの溝よりも歯ブラシの毛先のほうがはるかに大きく、歯ブラシによるむし歯予防効果が皆無であることは明らかです。

（図表5）奥歯の溝の中に毛先は届かない

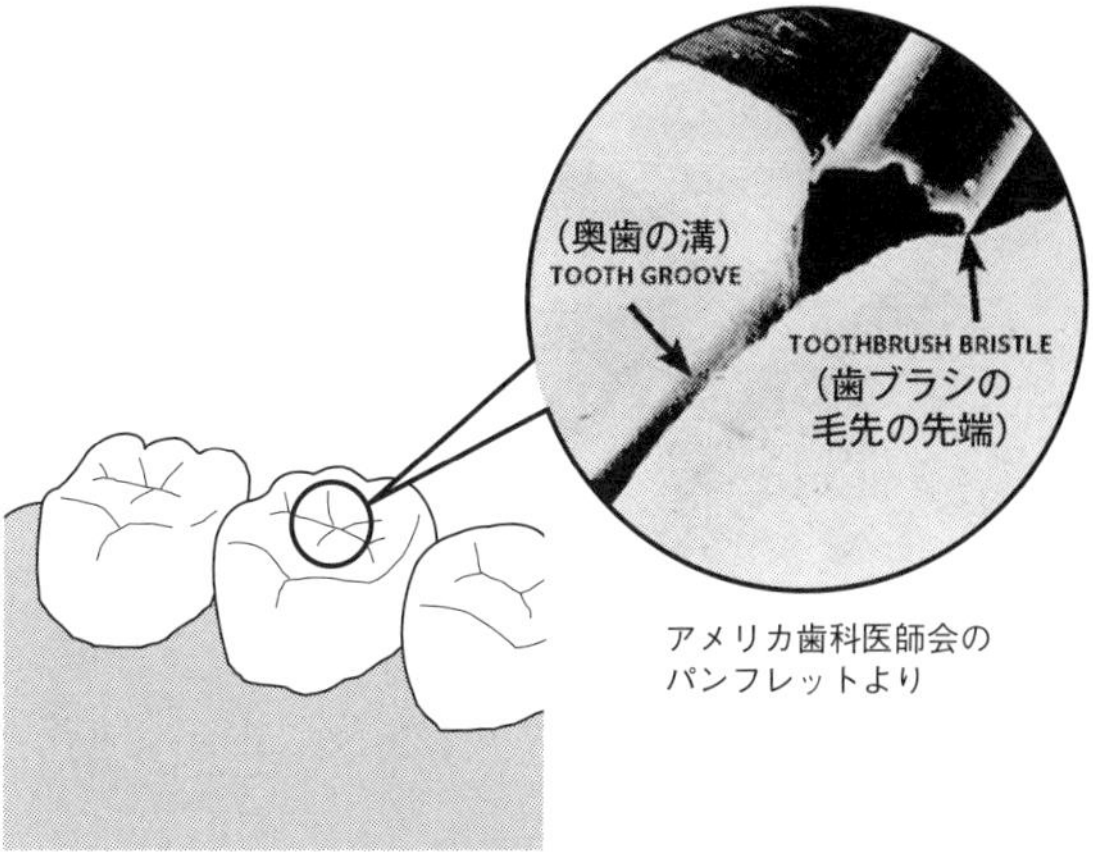

アメリカ歯科医師会の
パンフレットより

そんな中、歯磨きで明らかなむし歯予防効果があった、との研究報告があります。

それは、歯ブラシにフッ素入りの歯磨剤（いわゆる歯磨き粉・歯磨きペースト）を塗って磨いたケースでした。歯ブラシによる物理的な歯垢除去によるものではなく、歯ブラシでフッ素を塗ることで、むし歯予防効果が表れていたのです。

最も効果的なむし歯の予防法は、フッ素を使うこと。

フッ素には、むし歯の初期に起こる、歯から唾液中に溶け出したカルシウムやリンを元の歯に戻す効果があります（再石灰化作用)。

また、口の中の細菌の増殖を抑える作用や、歯のエナメル質に働いて酸に溶けにくくさせる作用もあります。

歯ブラシは、歯垢を落とす道具ではなく、歯にフッ素(フッ素入り歯磨剤)を塗る道具なのです。

このことは、世界保健機関(WHO)が監修した、むし歯予防の本にも明記されています。

歯磨きよりむし歯を予防できる二大原則

歯科を受診し、むし歯の部分を削って金属や樹脂などの材料を詰めてもらったら、「治してもらった」と患者としては思います。

しかし、実際は「治して」はいません。治療は終わりではありません。

むし歯で失った歯の部分を、金属や樹脂など歯とはまったく異なる材料で置き換えただけといえます。

歯と詰めた金属や樹脂などの境目には、接着剤があります。

その接着剤は時間とともに劣化して、唾液の中に溶け出したり、剥《は》がれ落ちたりして失われ、やがてすき間ができます。そのすき間にむし歯菌が繁殖し、酸によってまた歯が溶かされ、次のむし歯ができてきます。

食生活など生活習慣が同じなら、たいてい5年以内に再治療が必要になります。

また、口の中は、温度差が激しい過酷な環境です。

熱いお茶やラーメンは60度以上ありますし、アイスクリームはマイナス10度以下です。これだけで70度以上の温度差があります。

金属は熱くなると膨張し、冷たくなると収縮します。

歯の主成分は、詰めた金属ほどは温度によって変化はしないので、温度による変化の少ない歯と変化の大きい金属との境目では、温度変化によるひずみが生じます。

そのひずみができた場所で接着剤が剥がれるなどして、すき間にむし歯菌が入り込むのです。

しかも、前述したように、このすき間には、歯ブラシの毛先は入らず、歯ブラシでこすってもむし歯菌を取り除くことはできません。その結果、新たなむし歯ができやすくなります。

つまり、むし歯になったということは、むし歯菌によって酸が作られやすく、歯が溶けやすい環境ができているということです。

単に穴があいた歯の部分を別の素材で補ったとしても、同じようなむし歯ができる状況は変わっていません。

むし歯ができないためには、むし歯ができる環境を根本的に改善する必要があります。

そのための一番の近道が、砂糖を摂る頻度が高い人は、その頻度を減らすことです。

また、長い間、歯に詰め物をしていたり、歯の根が露出したりして、むし歯のリスクが高まっている人なら、フッ素入り歯磨き剤を使うことです。

この2つを実践するだけでも、むし歯になるリスクは一気に低くなるのです。

むし歯予防効果が高い歯磨き剤かどうかは、この数字で判断

値段の高い歯磨き剤が、予防効果が高いとは限りません。

値段の高い歯磨き剤には、フッ素の入っていないものがあり、そのような歯磨き剤にはむし歯予防効果は期待できません。

歯磨き剤は、「医薬品、医療機器等の品質、有効性及び安全性の確保等に関する法律」によって大きく2つに分けられます。

化粧品の歯磨き剤と、薬用（医薬部外品）の歯磨き剤です。

化粧品の歯磨き剤には、むし歯や歯周病を予防するような成分は含まれていません。

薬用（医薬部外品）の歯磨き剤で、薬用成分として「モノフルオロリン酸ナトリウム」、または「フッ化ナトリウム」と書いてあれば、その歯磨き剤にはフッ素が入っています。

歯磨き剤は、フッ素が入っているかどうかで選ぶのが賢明です。

フッ素濃度に関していえば、フッ素濃度が高いほうがむし歯菌予防効果が高く、そのぶ

ん値段も高いようです。

成人の場合、高濃度のフッ素入りの歯磨き剤を使用するのがおすすめです。パッケージに「高濃度フッ素」とか「1450ppm（または1400ppm）」といった文字がある歯磨き剤です。

ちなみに、歯磨き剤におけるフッ素濃度（フッ化物イオン濃度）の上限は、日本では1000ppmでしたが、2017年より世界標準の1500ppmまで認められるようになりました。この範囲で使うぶんには健康上まったく問題がありません。

したがって、歯磨き剤のフッ素濃度は、この上限の中で、できるだけ高濃度のものが望ましいのです。

実際、北欧ではむし歯の人が少ないといわれます。これは歯が形成される子どものころからフッ素を利用しているからです。歯の成分にフッ素が多く含まれることで歯が強固になり、むし歯に強い歯になっているのです。このことは、予防歯科学の世界ではすでに常識になっています。

なお、歯磨き剤の中には歯周病予防をうたったものも多くあります。歯磨き剤に含まれる薬用成分に効果がないとはいいませんが、歯周病予防効果に関しては、歯ブラシによるブラッシングの効果のほうが上回ります。

キシリトールガムは本当にむし歯を予防できるのか

北欧の人たちにむし歯の人が少ないのは、キシリトールの入った食品を食べているためであるとか、キシリトールガムをよく噛んでいればむし歯にならないなど、マスコミなどでキシリトールのむし歯予防効果がＰＲされています。

実際、むし歯に最もなりやすい小学生を対象として、食後に20分くらいキシリトールガムを噛んでもらうと、むし歯予防効果が見られたとする研究報告もあります。

キシリトールは、糖アルコールという甘味料の仲間です。

自然界では、イチゴなどの果実や野菜に含まれています。

私たちがガムなどで口にする市販のキシリトールガムは、白樺などの木から抽出されて作られたものです。

キシリトールは砂糖と同じように甘いと感じても、砂糖とは構造が違うため、むし歯菌は酸を作ることができません。

さらに、キシリトールにはミュータンス菌などのむし歯菌が増殖するのを抑える作用もあります。

このように、キシリトールが入ったガムは、むし歯予防にとって有効です。

しかし、キシリトールガムのむし歯予防効果は、フッ素入り歯磨き剤などに比べると高くはありません。

むし歯予防でまず行うべきは、フッ素入り歯磨き剤を使うことです。さらに高い予防効果を期待するなら、後述するフッ素入りのうがい液でうがいをすることです。

フッ素入り歯磨剤やフッ素入りうがい液を利用したうえで、キシリトールガムを噛めば、むし歯予防により高い効果が期待できます。

なお、キシリトールガムにはキシリトールに加えて、甘さを増すために砂糖や水飴のような糖を含んでいる製品があります。たとえば、表示成分にキシリトールのほかに、砂糖や果糖ブドウ糖液糖などと記されていると、むし歯の原因になってしまうので、注意が必要です。

キシリトールガムの噛みすぎは逆効果

また、私が講師を務める歯の健康教室で出会った参加者の中に、「よく噛むことは歯の健康にいい」ということをテレビで聞き、ガムを１日に10個、２時間以上も噛んでいる人がいました。

しかし、歯の痛みを訴えるので、お口の中を拝見すると、幸いにも歯周病は軽度でしたが、歯に力がかかりすぎてグラグラになっていました。

よく噛むことは歯にいいとはいえ、噛みすぎはかえって歯に過剰な負担を強いてしまいます。

その方の場合、噛みすぎで、歯を支えて歯根と骨をつなぐ靱帯《じんたい》（帆船《はんせん》に例えると、マストを支えるロープ）が緩《ゆる》くなっていました。

「ガムを噛む時間はせいぜい１日10分くらいまでに」と助言したところ、１週間ほど経ったころ、その方から「歯の痛みがなくなりました」と連絡がありました。

噛むことは歯に良いとはいえ、噛みすぎには気をつけましょう。

歯周病予防にデンタルフロスは効果なし？

「Floss《フロス》 or《オア》 Die《ダイ》?（フロスか死か）」という言葉をご存知でしょうか？

これは歯周病と心臓病での死亡に関する研究結果を踏まえて、1997年、アメリカの新聞に掲載された言葉です。

フロスとは、デンタルフロス（歯と歯のすき間の歯垢を取り除くための糸）のことで、ドラッグストアなどでも売られているので使っている人も多いと思います。

フロスを使わないと歯周病になって、その結果、重大な病気を招いて死に至る、という歯周病の恐ろしさを警告しているわけです。

歯周病のおもな原因は、歯と歯の間（歯間）の歯垢です。

そのため、歯周病の予防には歯間の歯垢を取り除くデンタルフロスは効果的であると思いがちですが、デンタルフロスにはじつはそれほど歯周病予防効果が期待できません。

２０１６年８月、アメリカのＡＰ通信は「デンタルフロスの有効性は証明されていない」という記事を配信しました。

アメリカ連邦政府は１９７９年からデンタルフロスの使用を推奨してきましたが、２０１５年に突然、アメリカ人の食生活指針からその記載を削除したのです。

ＡＰ通信の取材によると、過去10年間の学術論文を見たところ、歯ブラシによるブラッシングを行った場合と、歯ブラシによるブラッシングにデンタルフロスでの歯間の清掃を加えた場合とを比較したところ、歯垢を取り除く効果や歯肉の炎症を改善するという点ではっきりした差は見られませんでした。

デンタルフロスに、歯ブラシ以上の歯垢を取り除く効果や、歯肉の炎症を改善する効果が見られなかった理由は、おもに３つあると考えられます。

１つ目は、歯の形です。

歯と歯の間は表面がなめらかではなく、デコボコになっていることがほとんどです。そのため、糸状のデンタルフロスではその表面をきれいに掃除することはできません。

2つ目は、歯垢の性質です。むし歯菌の出すネバネバの多糖類は歯にくっつきやすく、少々こすっただけでは取れません。

3つ目は、歯周病の初期段階である歯肉炎の予防には、歯ぐきへの適度な機械的刺激が最も有効なのですが、デンタルフロスにはこの効果が期待できないからです。

デンタルフロスを使うなら、歯ブラシに加えて歯間ブラシを使うことをおすすめします。歯間ブラシは凹面《おうめん》の掃除が効果的にでき、さらに歯ぐきに適度な機械的刺激を与えることができるので、歯垢除去、歯周病予防に一定の効果が期待できます。

歯周病・口臭予防のためのうがい液使用は慎重に

最近、歯周病予防を目的としたうがい液、マウスウォッシュがさまざまなメーカーから販売され、テレビコマーシャルなどでさかんに宣伝されています。

その多くは、口臭予防のほか、歯周病菌を減らす効果、殺菌効果をうたっています。

しかし、市販のうがい液には、歯周病菌を若干は減らすことはできても、歯周病予防効果が期待できるほどの薬用成分は配合されていません。

たとえば、クロルヘキシジン（正式名称は、グルコン酸クロルヘキシジン）という薬剤がありますが、歯周病の予防効果や炎症を起こした歯ぐきを改善する効果が科学的に明らかになっています。実際に、海外では重症の歯周病の治療に使われています。

しかし、日本のうがい液などでは０・01％くらいの低い濃度のクロルヘキシジンしか配合されていません。

予防歯科学の観点から、これでは本当にどれだけ効果があるのかわかりません。

また、仮に効果があったとしても、クロルヘキシジンは歯周病菌などのいわゆる悪玉菌だけでなく、ふつうの細菌（日和見菌）までも減らしてしまいます。日和見菌は、口の中にいて、口の外から病原微生物が入ってきたときに、それらが口の中に居座ることができないようにする重要な役割を担っています。

したがって、日和見菌が減ると病原菌による感染リスクが高まります。

また、細菌が減ってしまうので、細菌と勢力争いをしているカビなどが生えるという副作用もあります。

さらに、頻繁に使うと歯に黒い着色ができるなど、さまざまな問題が起こりうるので、私としてはあまりおすすめできません。

また、アルコールが入っているうがい液もあります。表示成分に「エタノール」と書かれているものですが、アルコール含有のうがい液は、一日2回以上、35年以上にわたって使用すると、口腔《こうくう》がんを引き起こすリスクも指摘されています。

そういう意味からも、フッ素入りで、アルコールが入っていないうがい液を使うことをおすすめします。

歯石は歯周病の原因ではないが

歯石とは、取り残した歯垢に、唾液の中に含まれるカルシウムやリンが沈着して、石のように硬くなったものです。歯垢は取り残して24時間ほどすると硬くなりはじめます。

歯石はその約8割がミネラルでできていて、主成分はリン酸カルシウムです。

歯石は歯垢（約7割が細菌）と違って、歯周病の直接の原因ではありません。したがって、歯周病の治療では最初から歯石を取る必要はありませんが、間接的には歯周病を起こしやすくします。デコボコした歯石の表面に歯垢がつきやすいからです。

歯石がとくにできやすい場所があります。「下の前歯の裏側」と、「上の奥歯のほっぺ側」です。

その2つの近くには、新しくできた唾液の出る唾液腺があります。唾液がたくさんあるために、唾液に含まれるカルシウムやリンが沈着しやすいのです。これは見える場所にできる歯石です。

そのほか、歯周ポケットといわれる、歯周病になって深くなった歯と歯ぐきの溝にも歯石はできやすくなります。歯周ポケット内は出血していることが多いため、血液の成分（鉄分）が含まれて黒い色をしています。

ちなみに、私が歯周病を治療するときには、いきなり歯周ポケット内の歯石を取ることはしません。最初はまずブラッシングです。私が患者さんの口の中を、歯ブラシを使って丁寧にブラッシングします。

その後は、患者さんにもやり方を教えて、自宅でブラッシングをしてもらいます。

1～2週間すると、適切なブラッシングによって、出血していた歯ぐきが引き締まってきます（ブラッシングで歯ぐきが引き締まり、出血が止まる理由は、次章で詳述します）。

もちろん、この段階では歯石は取れていませんが、歯周ポケットの中にあって見えなかった黒い歯石が見えてきます。

見えてくると、溝の中にあるときと違って、歯石を除去する器具が歯ぐきに触れることがなくなり、痛みなく取ることができるようになります。歯ぐきへの麻酔もほぼしなくてよくなります。患者さんにも歯科医師にも、やさしい歯周病治療になります。

歯石は歯周病の直接の原因ではありませんが、歯石があると歯周病になりやすくなるので、つかないに越したことはありません。

歯石はつきやすい人とつきにくい人がいますが、つきやすい人はとくに毎日念入りに下の前歯の裏側と、上の奥歯のほっぺ側を磨くことをおすすめします。

とくに、「音波振動」の電動歯ブラシは、できはじめの歯石をある程度取り除くことができます。歯石のつきやすい人にはおすすめです。

歯周病予防効果の高い電動歯ブラシの選び方

さて、その電動歯ブラシですが、適切な製品を使えば、歯周病の予防効果が期待できます。

電動歯ブラシは３つの種類に分かれます。

ヘッドが機械的に往復運動したり回転したりする「高速運動歯ブラシ」、音波振動をする「音波歯ブラシ」、そして超音波を生じる「超音波歯ブラシ」です。３つの違いは周波数の違い、つまり毛先が振動する速度の違いです。

私がおすすめする電動歯ブラシは、「音波歯ブラシ」です。

音波歯ブラシは手で磨くときのように、歯ブラシを大きく動かす必要がなく、歯ブラシを止めて、またはゆっくりと動かすだけで、歯をきれいに磨くことができます。

私たちが調べた結果、手で20秒間ブラッシングした場合と同程度の効果が、音波歯ブラシでは5秒間のブラッシングで得られました。ブラッシングの時間短縮が可能で、手で磨くよりも効率的です。

さらに、音波歯ブラシなら、歯垢だけでなく、できはじめの歯石も取り除くことができます。

音波歯ブラシがいいなら、「超」音波歯ブラシはもっといいのではないか、と思う人もいるかもしれませんが、必ずしもそうとはいえません。

というのも、超音波歯ブラシは、整形外科の治療で使われるような大きな装置（超音波治療器）だと骨の細胞を活性化するような効果を得られますが、歯ブラシのような小さな器具だと超音波を発信する装置が小さくならざるをえず、出力が低く、歯ぐきへの刺激効果があまり期待できないからです。

そのため、電動歯ブラシを使うなら、私は音波式をおすすめします。

ちなみに、音波歯ブラシを使う場合、研磨剤の入った歯磨き剤は使用しないでください。電動歯ブラシだと、手で磨くときよりも歯が削れやすくなります。

歯は表面にあるエナメル質に守られているうちは痛みを感じることはありませんが、エナメル質が削られたり、エナメル質のない歯根が見えてきたりして、象牙質が露出すると、熱いものや冷たいものなどの刺激が歯の内部の神経に伝達されて痛みを感じます。それが象牙質知覚過敏症です。

また、どんなに高機能の電動歯ブラシを使っても、別途「歯間の清掃」は必要です。歯間の歯垢は電動歯ブラシでは除去しきれないからです。

必ず「歯間に入る歯ブラシ」（１０１ページ）や歯間ブラシを使って、歯間のケアを忘れないようにしましょう。

電動の歯間洗浄器の予防効果はあまり期待できない

最近では、歯と歯の間に残った食べかすや歯垢を落とす目的で、歯間洗浄機（器）、口腔洗浄器などの名称で、いくつかのメーカーから歯間洗浄装置が販売されています。歯磨きだけでは、歯間の汚れを完全に取り除くのはむずかしい、と思う消費者心理を巧みについており、注目が高まっているようです。

高圧の水を噴射して歯間をきれいにする歯間洗浄器ですが、結論からいいますと、高圧の水で歯間を洗浄することによる歯周病やむし歯予防効果はあまり期待できません。

歯周病やむし歯が起こる原因である歯垢は細菌のかたまりです。繰り返し述べてきたように、歯垢はネバネバした粘着物でしっかり歯に付着しています。しかも、歯間のくぼんだところにつきやすいという特徴があります。

そんな歯垢は、高圧の水で垂直にダイレクトに当てるならまだしも、歯のすき間を通じて横から水圧をかけるくらいでは、そう簡単には取り除けません。

したがって、あまりそういった洗浄装置に頼りすぎず、次章で紹介するブラッシング法（つまようじ法）や歯間ブラシを使って、丁寧に歯間の歯垢を落とすように心がけたほうがいいのです。

第4章

〝科学的に正しい〟歯磨きのコツ

――歯周病を予防・改善するブラッシング、むし歯を遠ざける歯磨きの違い

1本の歯を失うことが、歯の欠損の連鎖を引き起こす

近い将来、認知症や寝たきりにならないためには、「1本目の歯」を失わないことが大切です。いずれ失うとしても、失う時期を少しでも遅らせることが健康寿命を延ばすことにつながります。

残念ながらすでに歯を失ってしまっている方は、いまある歯をできるだけ残すようにするとともに、義歯などで噛み合わせを正しておくことが大切です。

というのも、私たちの歯の噛み合わせは、通常、上下左右の28本の歯（親知らずがない人の場合）で絶妙なバランスが保たれており、噛むときに上下の歯がうまく対《つい》になるようになっているからです。

それが1本でも欠損すると、噛み合わせの対になる歯の噛む機能も失うことになり、ほかの歯に負担が広がります。

たとえば、噛み合う相手を失った対の歯には歯垢がつきやすく、それが原因で歯周病や

むし歯になり、対の歯まで失うことになりかねません。そして、それをそのまま放置すると連鎖するように、また別の歯も失う可能性が高くなります。

あるいは、右側の歯が失われた場合は、右側で噛みづらくなって左側ばかりを使うようになります。左側の歯に過剰に負担がかかると、歯が割れたり、歯周病になりやすく、ついには左側の歯も失うことにつながります。

1本失った段階で、そのリスクに気づき、歯科医院で処置を行ったうえで、自身でも適切な歯と歯ぐきのケアを行わない限り、あとはもう坂道を転がるがごとく、次から次へと歯を失う連鎖に襲われることになります。

その連鎖を食い止めるには、少しぐらい機能が落ちても、できるだけ最後まで歯を残す、歯を守り抜く努力をすることが大切です。

それがひいては、あなたの健康寿命を延ばすことにつながります。

歯を失ったことで、将来、認知症や寝たきりにならないための歯と歯ぐきの正しいケアを、今日からぜひ始めてください。

歯を失う二大原因は、歯周病とむし歯です。失われた歯の9割近くはこれらの病気が原因です。

そして、これらの病気の予防法はすでに確立しています。

実行すれば、必ず効果が上がります。

では、早速、最新の予防歯科学にもとづいた「歯周病とむし歯の正しい予防法」を紹介しましょう。

歯を守る歯磨きグッズの正しい選び方

歯磨き（ブラッシング）で重要なことは、「目的に合った歯ブラシ」を選ぶことです。選び方を間違えると、せっかくの効果が軽減したり、効果が期待できなくなったりすることがあるからです。

予防法においては、歯周病は歯と歯ぐきの「ブラッシング」が、むし歯は歯への「歯磨き」が基本になりますので、本書ではそのように使い分けています。

そこで、まずは、科学的根拠にもとづいた歯周病予防、むし歯予防のために用意したい歯磨き（ブラッシング）グッズの選び方をご紹介しましょう。

①歯ブラシはこれを選ぶ

歯周病の予防には歯間を磨くことが大切で、そのためには「歯間に入る歯ブラシ」がおすすめです。こういった歯ブラシは歯間に入れやすいように、普通の歯ブラシよりも毛が少し長めで、まばらに植毛されているのが特徴です。

よく毛先が細くなっている歯ブラシが売られていますが、毛先が細くなっているからといって、歯間の先まで毛が届くわけではありません。また、毛先が細いと腰が弱くなり、歯ぐきへの刺激も弱くなるので、私はあまりおすすめしません。

私がおすすめする歯ブラシは、毛先は「ラウンド」（細くなっていないもの）で、ブラシの硬さは「ふつう」、刷毛《はけ》部の形態は「直線型」（横から見て水平に植毛されているもの）。歯ブラシは1種類だけにしたい、というのであれば、植毛は「2列」になっているものがいいでしょう。

ちなみに、ビジネスホテルや旅館などに置いてある使い捨ての歯ブラシは、磨くと歯ぐきがチクチクする場合があります。それは毛先を切断しただけで、丸く加工されていないからです。このような歯ブラシは、歯ぐきを傷つけるので使ってはいけません。

毛の素材としては、ナイロン製が一番です。

豚などの動物の毛を使った高価な歯ブラシを見かけますが、動物の毛は乾燥しづらく、細菌が繁殖しやすいため、衛生面でおすすめできません。

ブラッシングの際に気をつけたいのは、磨く前に歯ブラシに水をつけないこと。水をつけるとナイロンが軟らかくなり、歯ぐきへの刺激が不十分になってしまうからです。

そのためにも、歯磨き後は歯ブラシをよく水で洗い、ブラシ面を上にしてしっかり乾かして、清潔に保っておきましょう。

ご参考までに、「歯間に入る歯ブラシ」として私たちが開発した歯ブラシも販売されています。

このあとに紹介する「つまようじ法」という効果的なブラッシング法の専用ブラシでも

（図表６）予防歯科医がすすめる基本の歯ブラシ

基本の歯ブラシ

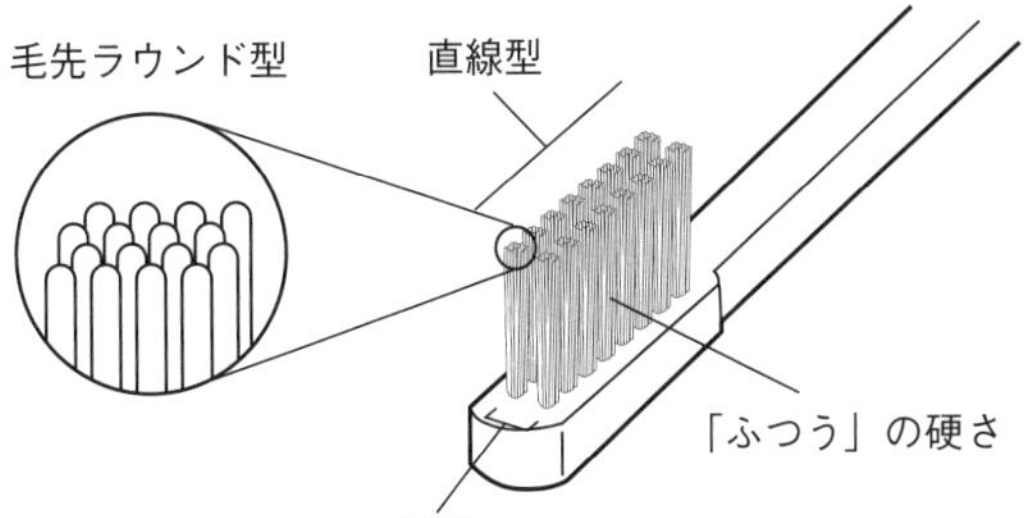
２列

歯間に入る歯ブラシ（つまようじ法専用）

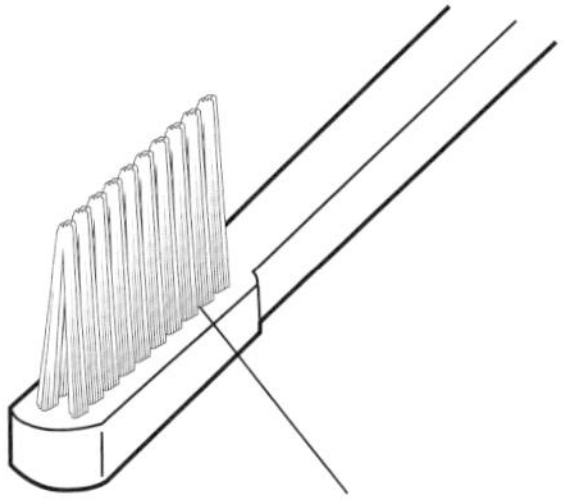
毛先が長く、先端に向けて
毛がまとまっている

あります。ご関心のある方は、インターネットなどでチェックしてみてください。

むし歯予防においても、「2列植毛の歯ブラシ」や「歯間に入る歯ブラシ」は効果的です。それに加えて、フッ素入り歯磨き剤を歯全体に塗りつける目的で、「3列」の歯ブラシもあると理想的です。毛先は「ラウンド」(細くなっていないもの)で、ブラシの硬さは「ふつう」、刷毛部は「直線型」で、植毛が「3列」のほうが歯全体に効率的にフッ素を行き渡らせられるからです。


電動歯ブラシを使っている方も多いと思います。電動歯ブラシは歯周病予防のブラッシング効果も、むし歯予防の歯垢除去効果も期待できます。第3章でも述べましたが、電動歯ブラシを選ぶなら、「音波式」の電動歯ブラシがおすすめです。ブラシの形状は、手用の歯ブラシと同じがいいでしょう。

ただし、電動歯ブラシを使う場合は、研磨剤の入っていない歯磨き剤を使うか、歯磨き剤を使わないでブラッシングするようにしましょう。

また、電動歯ブラシを使っても、歯間の歯垢は取り除けないので、「歯間に入る歯ブラシ」か、このあとで解説する「歯間ブラシ」は必須です。

②磨きづらい部位を磨くワンタフトブラシはこれを選ぶ

歯ブラシは使い方に応じてさまざまなタイプがありますが、毛がひと束にまとまったタイプのワンタフトブラシ（タフトとは、毛や糸などを束ねて房にしたもの）という歯ブラシがあります。

これは、親知らずのような奥にある歯や、その裏側、あるいは孤立した歯など、通常の歯ブラシでは磨きにくい部分を磨くときに便利な歯ブラシです。

ワンタフトブラシには、先端がまとまっているタイプと、先端がばらけているタイプの

（図表7）ワンタフトブラシ

2種類があります。毛先がまとまっているタイプのほうが毛先が硬くてコシがあるため、このタイプがおすすめです。

このワンタフトブラシも毛の素材は「ナイロン」製で、硬さは「ふつう」がおすすめです。

③歯間ブラシはこれを選ぶ

歯間ブラシは、表側（くちびる側）からだけでなく、裏側（のど側）からも歯間に入れることで、予防効果は高まります。その点で「L字型」のものがおすすめです。もちろん、ストレートのタイプでも不自由なく使えるのであれば、それでもかまいません。

歯間ブラシで意識したいのは、自分の歯と歯のすき間に合った大きさを使うようにすることです。歯間ブラシは、「出し入れするときに少し抵抗を感じる大きさ」を選ばないと効果が出ないからです。

歯間ブラシの毛の素材は、ナイロン製が一般的ですが、ゴムでできた軟らかいものも市販されています。どちらでもいいと思います。

ただし、インプラントをされている方は、軸が金属の歯間ブラシは使わないようにしてください。インプラントの金属を傷つけてしまいます。

④デンタルフロスはこれを選ぶ

デンタルフロスは、絹糸や合成繊維などの繊維を用いた、歯と歯のすき間の歯垢を取り除くための細い糸のことです。

歯周病やむし歯予防に効果があるという確たる科学的根拠はありませんが、歯と歯の間に挟まった食べかすや歯垢を取り除くことにおいては、一定の効果はあります。

デンタルフロスには2種類あり、プラスチック製のホルダーに糸がついているものと、糸だけのものがあります。糸だけのものは指に巻き付けて使います。

ホルダー付きのもののほうがフロスを歯間に入れやすいため、慣れない人にはおすすめです。

糸だけのものは、ワックス（ろう）がついているものがいいでしょう。ワックスがついていないと滑りが悪く、歯と歯の間に入れるときに、歯ぐきに食い込んで歯ぐきを痛めてしまう恐れがあるからです。当然のことながら、ワックスは口に入れても安全なものが使われています。

目的に合った適切な歯磨き（ブラッシング）グッズがわかったところで、歯周病予防、むし歯予防それぞれの予防法を紹介していきましょう。

歯周病

歯周病予防法①――まずは自己診断で歯周病を見つける

歯周病は気づかないうちに進行してしまう恐ろしい病気です。歯周病の初期の段階では、自覚症状がほとんどないケースもあります。自分はまだ歯周病ではないと思っている方も、まずはお口の状態をセルフチェックしてみましょう。歯周病のチェックは、専門家でなくても簡単にできます。

インターネットなどにも、いくつかの質問に回答することで歯周病のリスクを判定できるさまざまな自己診断表がありますが、次の歯周病のセルフチェックは、私たち予防歯科学の専門家がその妥当性を確認したものです。

1. 年齢は40歳以上ですか？　→「はい」なら25点
2. 歯磨きをするとよく出血しますか？　→「はい」なら10点
3. 歯肉（歯ぐき）が赤く腫れることがありますか？　→「はい」なら20点
4. 歯がグラグラすることがありますか？　→「はい」なら10点
5. 堅いものが噛みにくいことがよくありますか？　→「はい」なら20点
6. 現在たばこを吸いますか？　→「はい」なら15点

合計□点

この6つの質問に対して、「はい」の点数の合計が30点以上あれば「歯周病のリスクあり」と判定されます。

たとえば、50歳で喫煙している人は、それだけで25点＋15点で40点になり、「歯周病リスクあり」となります。

40歳以上の人では2～6の項目のどれか1つが当てはまれば、もうそれで歯周病リスクありという結果になります。当然、点数の高い人ほど歯周病のリスクが高くなります。30代の日本人の約8割に歯周病の症状が見られるとの調査結果もあるので、30点以上であれば、すでに歯周病になっていると考えて対策を打ったほうがいいでしょう。

そのほかにも、

「朝起きたときに、口の中がネバネバする」

「口臭が気になる」

「(歯根が出てきて)歯が長くなったような気がする」

「前歯が出っ歯になった」

「歯と歯の間にすき間が出てきた」

などの症状が一つでもあれば要注意です。

いずれも歯周病の症状の一つになりますので、当てはまる項目が多ければ多いほど、歯周病になっている可能性が高くなります。

歯周病予防法②――ブラッシングで歯ぐきの抵抗力を高める

太古の時代、人間は進化の過程で火を使うことで、自然界にある堅い食べ物を軟らかくして食べる方法を見つけました。その便利さと引き換えに、歯周病にかかるようになったと考えられます。

その証拠に、野生のサルは歯周病になりません。

どうして野生のサルは歯周病にならないのでしょうか?

たとえば、野生のニホンザルは、木の葉や皮を剝いだり小枝を咬《か》んだり、木の実、花や昆虫など、季節の変化に応じて自然界にある多くの食物を食べて生活する雑食動物です。

それらの食物には、砂糖はほとんど含まれていません。しっかり噛んで食べると、自然に歯ぐきに刺激が与えられ、歯も掃除されるために歯垢もつきません。

しかし、動物園のサルに人と同じ食餌《しょくじ》を与えると歯周病になります。

また、イヌやネコのペット用の餌には堅いカリカリタイプと、軟らかいウェットタイプがありますが、ウェットタイプばかり与えていると、イヌやネコでも歯周病になります。

歯周病菌は、ほとんどの人の口の中に存在していますが、必ずしもすべての人が歯周病になるわけではなく、ならない人もいます。

歯周病は、細菌の感染力が生体の免疫力（病気に対する抵抗力）を上回ることによって引き起こされます。端的にいうと、歯周病は体の免疫力が下がったときに進行するのです。

風邪を引くなどして体調の悪いときに、歯ぐきが腫れる経験をした方は多いと思います。これなどはまさに、体の免疫力が落ちて一時的に歯ぐきが細菌に感染したり、元からかかっていた歯周病が悪化したりした結果です。

したがって、体調が悪くなって体の抵抗力が下がったときでも、「歯ぐきの抵抗力」を上げることができれば、歯周病菌の攻撃力を防ぐことができ、歯周病は予防できます。

歯ぐきの抵抗力を上げる一番の方法が、歯ブラシによる歯ぐきへの適度な機械的刺激（ブラッシング）、いわゆるマッサージです。

歯周病予防にとって最も有効なのは「ブラッシング」なのです。

歯周病を防ぐブラッシングのコツ

ブラッシングをすればいいといっても、ただ漫然と歯磨き（ブラッシング）をするだけでは効果はありません。ポイントは、「目的」と「やり方」です。

何のために、どこを、どれくらい、どのようにブラッシングするかで、歯周病予防の効果は天と地ほども違ってきます。

歯周病予防の歯磨き（ブラッシング）というと、歯周病の原因菌を取り除くのが目的と思われがちです。

しかし、ブラッシングの本来の役割は、歯周病の原因菌を取り除くことに加えて、「歯ぐきの抵抗力を高めこと」なのです。

そのための方法を紹介しましょう。

歯周病予防のためのブラッシングでは、歯磨き剤は必要ありません。先に紹介した「ふつう」の硬さのナイロン製の歯ブラシでかまいません。

歯の表面と裏側は「スクラビング法」

では、具体的な歯磨き（ブラッシング）法を紹介しましょう。

私は、歯の表と裏は「スクラビング法」、そして歯と歯の間は「つまようじ法」や歯間ブラシの使用をおすすめしています。

いずれの磨き方でも、歯ブラシはペンを持つくらいのやさしい力で握り、ブラッシングの間、同じ力加減を維持するようにしましょう。

まずは「スクラビング法」です。

歯の表面と裏側をきれいにする「スクラビング法」

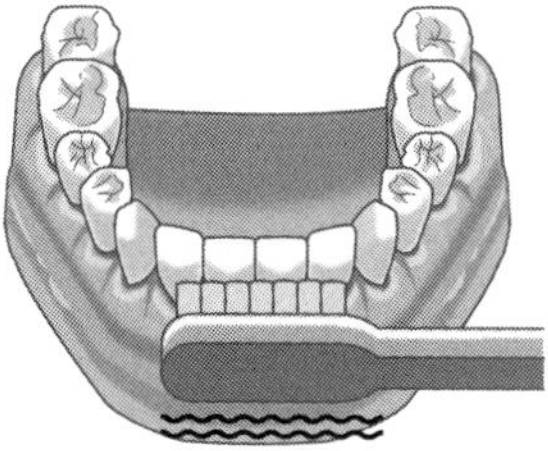

歯と歯ぐきの境目に歯ブラシを当て、毛先をほとんど動かさないイメージで、歯ブラシを小刻みに振動させる。1か所5～10秒くらい。

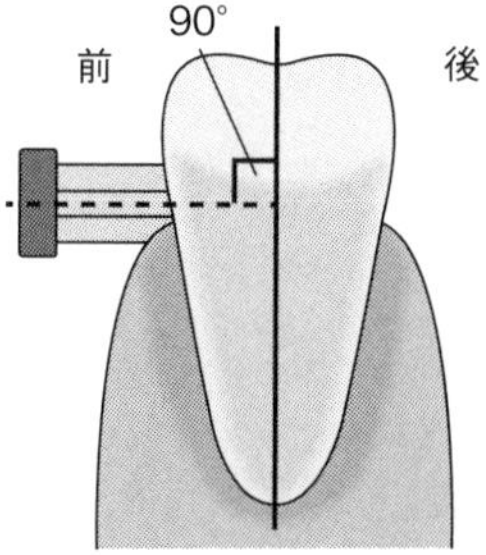

歯の前側（くちびる側）は、毛先を歯に対して垂直に当てる。

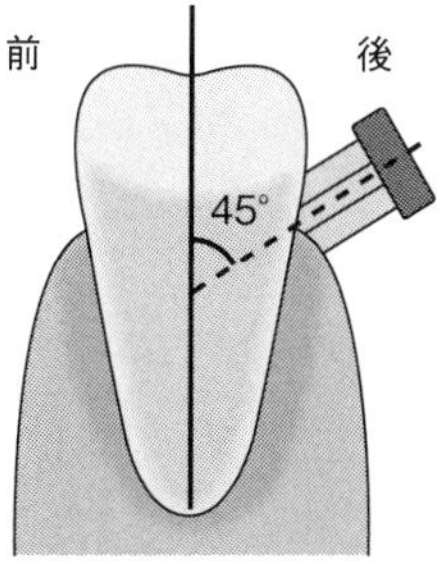

歯の後ろ側（のど側）は、毛先を45°くらいの角度で。

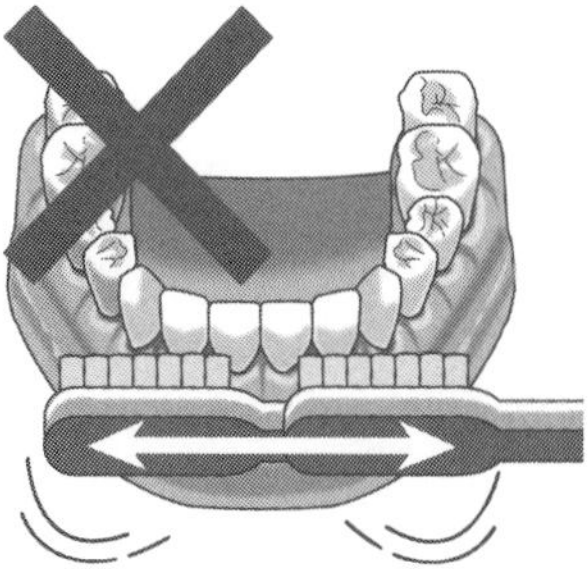

大きく横に動かして磨くと、歯の清浄効果が弱まるうえ、歯が削れやすくなる。
大きく動いてしまう人は、小さな円を描くようにするか、音波式の電動歯ブラシを使う。

①歯と歯ぐきの境目に歯ブラシを軽く当てます。歯ブラシの毛先の角度は、歯の表面に垂直（90度）です。歯の裏側は少し角度をつけて45度くらいが磨きやすいです。
②1か所5～10秒を目安に、毛先をほとんど動かさないイメージで、歯ブラシを約5㎜の幅で振動させ、歯の表面を磨くと同時に、歯ぐきに適度な刺激を与えてください。これをすべての歯に行います。

このとき、けっして横磨き（大きく横に動かすこと）はしないようにしましょう。横磨きになってしまう場合は、歯ブラシを小さな円を描くように動かすと振動が小さくなります。それでも横磨きになる人は音波式の電動歯ブラシでブラッシングするといいでしょう。

ブラッシングを行う回数は、歯ぐきが健康な方だったら、その状態を維持するために一日に1回程度でかまいません。

しかし、もしブラッシングで出血するようでしたら、歯肉炎の可能性があります。炎症

（図表8）歯ぐきのブラッシングで炎症が治まる理由

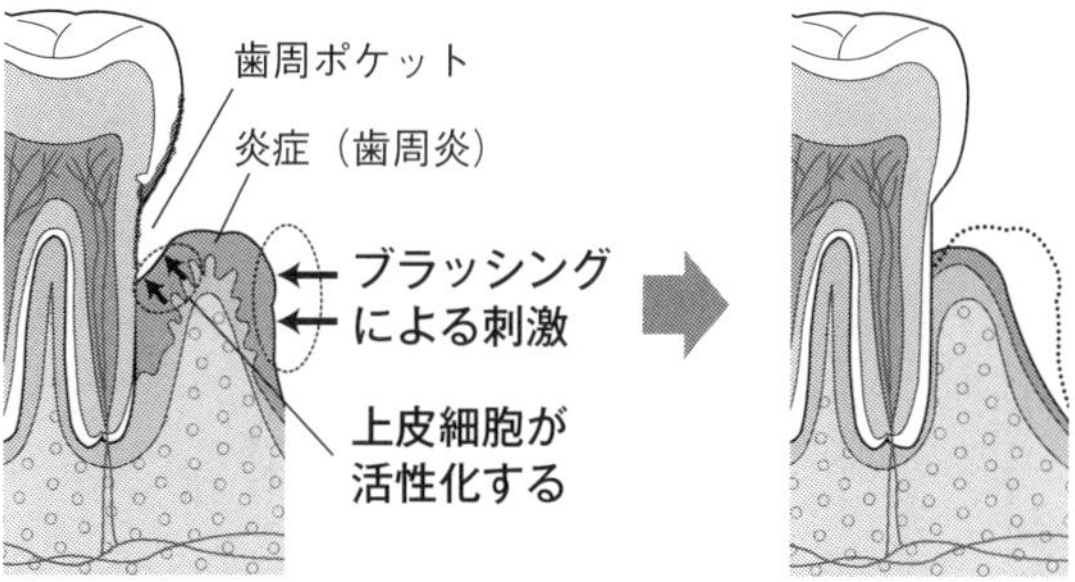

ブラッシングによるマッサージで歯ぐきの上皮細胞を刺激、新陳代謝が進む。

炎症が治まり、腫れていた歯ぐきが引き締まって、健康な状態に戻る。

を改善するために一日2回、ブラッシングを行ってください。

炎症が歯ぐきに限定されている歯肉炎の場合、外側から歯肉にブラッシングをして適切なマッサージ刺激を続けていくだけで、出血は1週間程度で治まります。

なぜ、ブラッシングによって出血が止まるのでしょうか？

それは、ブラッシングによる刺激で、歯ぐきの上皮細胞の新陳代謝が進むからです。

新陳代謝が進むと、歯周病によって炎症を起こしていたり、破れて出血したりしていた上皮細胞がどんどん新しく作り替えられます。それによって炎症が治まって引き締まり、出血が止まるのです。

また、よくテレビCMなどで、歯と歯ぐきの間の歯肉溝に歯ブラシの毛先を入れて、中に入った汚れを取り除くようにブラッシングすることをすすめています。しかし、予防歯科学的に見ると、これはあまり意味がある磨き方ではありません。

なぜなら、歯ブラシの毛先を入れたくらいでは、汚れも、そこに棲みつく歯周病菌も完全には取り除けないからです。かえって歯ぐきを傷つけてしまいかねません。

歯周ポケットに毛先を無理に入れなくても、歯ぐきの外側から適切にブラッシングすることで、歯周ポケット内の歯肉上皮の新陳代謝が高まります。その結果、歯ぐきが引き締まり、歯周ポケット内の歯周病菌が少なくなることが明らかになっています。

歯周病予防・改善に絶大な効果を発揮する「つまようじ法」

次に「つまようじ法」をご紹介します。

インターネットで「つまようじ法」と検索すると動画で確認することもできます。

そのためには、まず先に挙げた「歯間に入る歯ブラシ」を用意してください。

①歯ブラシを、上の歯では毛先を下に、下の歯では毛先を上に向けて、歯と歯ぐきの境目に当てます。

②下の歯なら、そこから上に歯の表面をすべらせると、歯間に毛先が入ります。その後、元の位置まで戻します。この動きを7～8回繰り返して、毛先を出し入れしましょう。上下の歯のすべての歯間で行います。

③表側の歯間がすべて終わったら、裏側からも同じように行います。裏側は歯ブラシの先のほうを使うなど、毛の当て方を工夫しましょう。

④奥歯の裏側は水平に毛先を入れていくイメージで行うとスムーズにできます。

歯ブラシを動かすときのポイントは、毛先を歯間に入れたあとに歯間に入れたままにしないで、完全に歯間から抜いてから、また歯間に突っ込むという「ピストン運動」をすることです。

このピストン運動によって、歯間の歯垢が取り除かれるとともに、歯間を含めた歯ぐきが適度にマッサージされる効果があります。

歯間ブラシはこう使う

「歯間に入る歯ブラシ」がない場合は、歯間ブラシを使います。

まずは、通常の歯ブラシを使って、スクラビング法で歯全体を磨きます。

そのあとに、歯間ブラシに持ち替え、1つの歯間につき3〜4回出し入れします。その際、歯ぐきを傷つけないように歯面に沿ってゆっくり挿入し、前後に動かしてください。

表側からだけでなく裏側からも歯間に入れることができれば、さらに予防効果が高まります。

日常的に歯間を磨いていない方は、ふだんの歯磨きでは歯間にまでブラシの毛先が届いていません。そのため、歯間のブラッシングをすると出血することがあります。

出血するということは、まさしく、いま歯ぐきに炎症がある、つまり歯肉炎になってい

歯周病予防・改善に効果的な「つまようじ法」

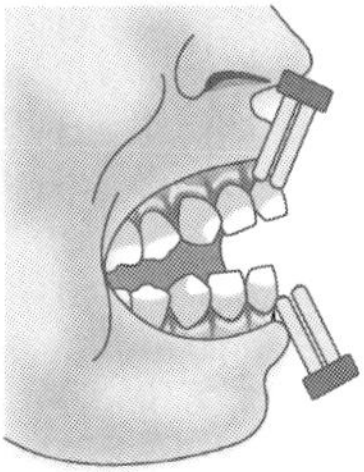

①歯ブラシを、上の歯では毛先を下に、下の歯では毛先を上に向けて、歯と歯ぐきの境目に当てる。

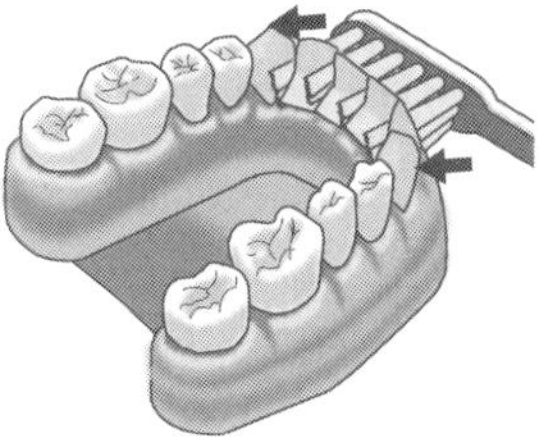

②そこから、歯ブラシを動かして歯間に毛先を入れていく。「入れて出す」を 7～8 回程度繰り返す。

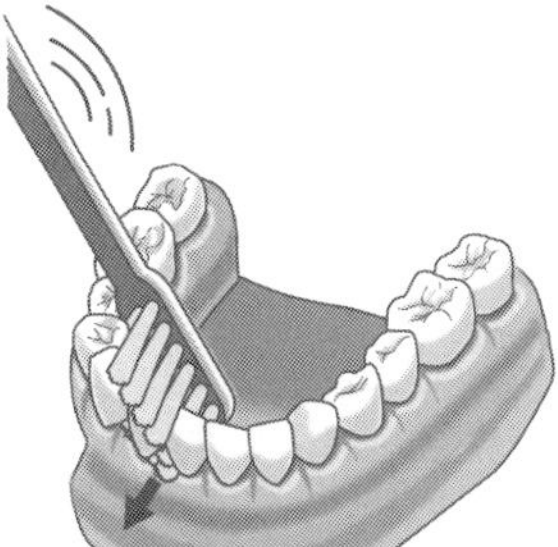

③歯の表側の歯間がすべて終わったら、裏側からも同じようにする。裏側は歯ブラシの先のほうを使うなど、毛の当て方を工夫する。

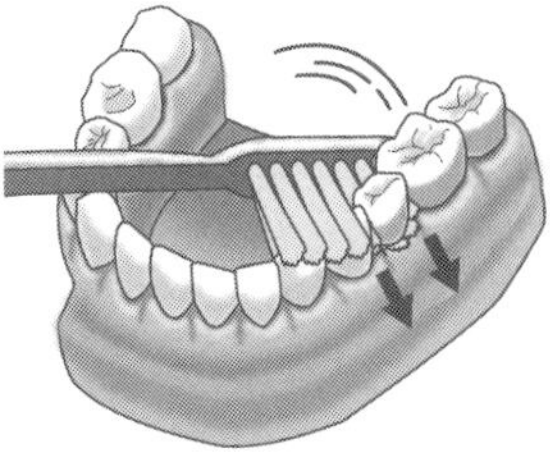

④奥歯は水平に毛先を入れていくイメージで。

る証拠です。

でも、ご安心ください。

歯間のブラッシングを続けていると、1週間程度で出血しなくなり、歯ぐきが引き締まっていくのを実感できます。

歯間を上手に磨くヒント

ある患者さんに、歯間を上手に磨くヒントをもらいました。

それは、私にとっても目からウロコのブラッシング上達法ともいうべきものでした。

ご紹介しましょう。

3か月に1回程度、60代のご夫婦が、定期的な歯の健康チェックと歯石を取るために、私のところに来院されていました。

あるとき、ご主人が脳梗塞になり、利き手が不自由になったことからブラッシングが十分にできなくなりました。

そこで、診療室で私がご主人のお口の中を磨いているところを奥様に見てもらい、同じように奥様にも自宅でご主人のブラッシングをしていただくようにお願いしました。すると驚いたことに、３か月後に来られたときには、ご主人のお口の中はとてもきれいになっていたのです。歯垢はほとんどなく、歯ぐきも健康になっていました。

さらに驚いたのは、奥様のお口の中も以前よりもずっときれいになり、よく腫れていた歯ぐきもほとんど腫れなくなったというのです。

「夫の口の中を磨いていると、どこにどのように歯ブラシを当てればいいかが、よくわかるようになりました。それを続けているうちに、自分の口のブラッシングも上達したようで、歯ぐきの症状もほとんどなくなりました」

奥様の嬉しそう顔が忘れられません。

この上達法は、夫婦仲も良くなりますし、じつに理にかなっています。

パートナーがいる方や、親の介護をされている方など、ご自宅に一緒に住んでいる方がいらっしゃるなら、自分の歯の健康のためにも、時々「自分以外の誰かの歯を磨いてあげること」を試してはいかがでしょうか。

歯周病予防法③——禁煙は最大の歯周病予防策

診察に来られた初老のサラリーマンの患者さんです。

喫煙をしており、上の左右の奥歯が重度の歯周炎でグラグラしています。

腫れも痛みもあるとのことですが、仕事が忙しく、慢性的な疲労で、なかなか治療に専念できないとのことでした。

それが、60歳で定年退職され、時間にも余裕ができ、「思う存分、奥歯で食べたいものを食べたい。そのためにはどうしたらいいでしょう?」とあらためて相談を受けました。

そこで、「数年前にも説明しましたが」と切り出し、あらためて喫煙と歯周病の関係を説明しました。

まず、喫煙は歯周病リスクを最大8倍高めます。

紙巻きたばこ、電子たばこなどいろいろな種類がありますが、どのたばこでも歯周病への影響は同じです。

喫煙者が歯周病になりやすい箇所は決まっていて、この患者さんのように、上顎の奥歯の裏側です。下の歯は唾液に浸されているので、たばこの煙の影響が少ないのに比べて、上顎の奥歯の裏側は唾液の恩恵にあずかることが少なく、歯周病が進みやすいのです。

喫煙者が歯周病になった場合、もう一つやっかいな点があります。

通常、歯周病になると歯磨きをしたときに歯ぐきから出血します。それが歯周病に気づくきっかけにもなります。

しかし、たばこを吸っている人は、たばこの煙によって血管が収縮して、出血しづらくなっているので、歯周病になっていることに気づきにくいのです。

喫煙者は、たばこを吸わないことが歯周病予防につながります。

これまでたばこを吸ってきた人でも、禁煙することで健康な歯ぐきを取り戻すことができます。ただし、禁煙して5～10年経たないと、たばこの影響は完全には消えません。

そんな説明をすると、男性は意を決して禁煙されました。

禁煙後しばらくすると、歯ぐきの腫れがなくなり、歯周病の進行は遅くなりました。

そして、禁煙して数か月後、ふたたび診療に現れた男性は、「何とか食べたいものを噛めるようになりました」とおっしゃられ、いまでは定年退職後の生活を楽しんでいるとのことでした。

この例を見るまでもなく、禁煙は歯周病予防につながり、有効な歯周病の治療法でもあると断言できます。

歯周病の予防法④——口呼吸から鼻呼吸にする

最近、鼻ではなく口で呼吸をする人が増えています。

新型コロナウイルス感染への対策として常時マスクをつけていて、息苦しくてやむなく口呼吸をしている人も多くなっているようです。

歯周病予防だけでなく、体全体の健康のためにも、口呼吸ではなく、鼻呼吸を習慣にしたいものです。

というのも、鼻呼吸をすると、空気中のウイルスや異物は鼻毛や鼻の粘膜でいったんブロックされます。しかし、口呼吸ではブロックされず、ダイレクトにのどや気管に入り込み、風邪やインフルエンザなどの感染症、アレルギー性の疾患などにかかりやすくなります。また、口呼吸は口が乾きやすくなり、歯周病が悪化する恐れもあります。

日頃から、口呼吸ではなく、鼻呼吸を心がけましょう。

そのために、私は「あいうべ体操」を推奨しています。

あいうべ体操は、口呼吸を鼻呼吸に改善していくのに効果的な口の体操です。口呼吸の改善はあらゆる病気の治療にもつながります。

では、あいうべ体操のやり方をご紹介しましょう。

①まずは「あー」といいながら、口を大きく開きます
②次に「いー」といいながら、口を横に広げます
③そして「うー」といいながら、口をすぼめます
④最後に「べー」で舌を思い切り前に出します

これをゆっくり、10回程度繰り返してやってください。一日3回くらいを目安に行いま

しょう。食事の前に行うと唾液も出やすくなるのでおすすめです。

毎日継続して行っていると、舌や口のまわりの筋肉の衰えを改善したり、予防したりする効果が期待できます。また、舌の位置が高く（上顎に近く）なって、口を閉じやすくなるため、自然に鼻で呼吸ができるようになるのです。

歯周病の予防法⑤――歯石を取る

歯石は、唾液に含まれるカルシウムやリンが歯垢に沈着して（これを石灰化といいます）、石のように硬くなったものです。

歯石は歯周病の直接の原因ではありませんが、歯と歯の間につきやすく、歯間をふさぎます。そうなると歯ブラシが通りにくくなって、歯周病が起こりやすくなります。歯石は表面がデコボコしていて、歯垢がたまりやすく、その結果、歯周病菌が棲みつきやすくなるためです。

歯石を取ることでブラッシングの効果がより高まり、結果として歯周病の治療の効果が

口呼吸を治す「あいうべ体操」

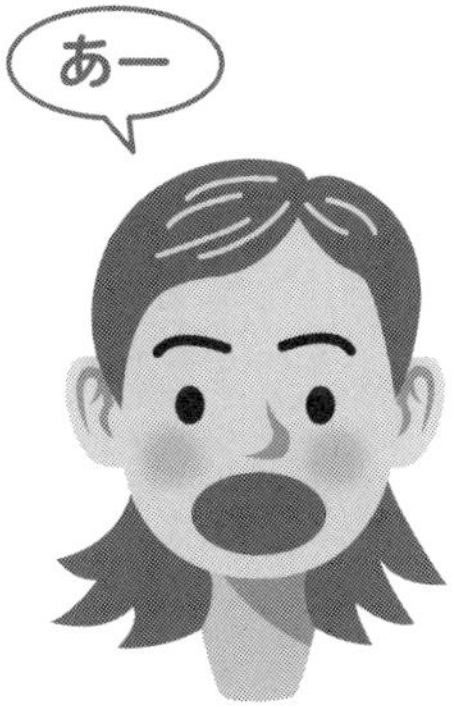

①まずは「あー」といいながら、口を大きく開く。

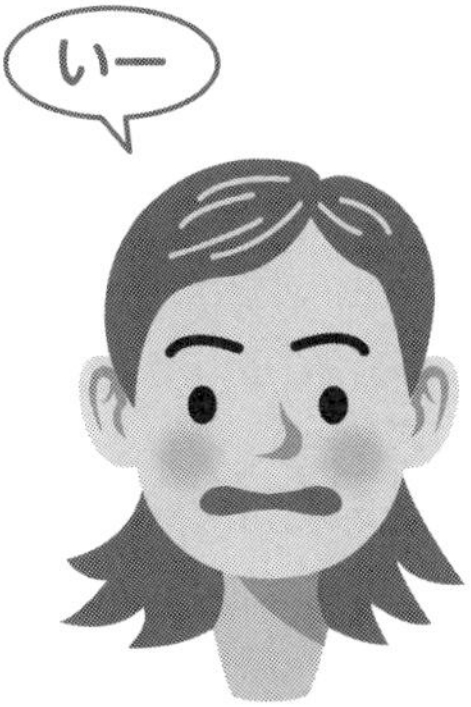

②次に「いー」といいながら、口を横に広げる。

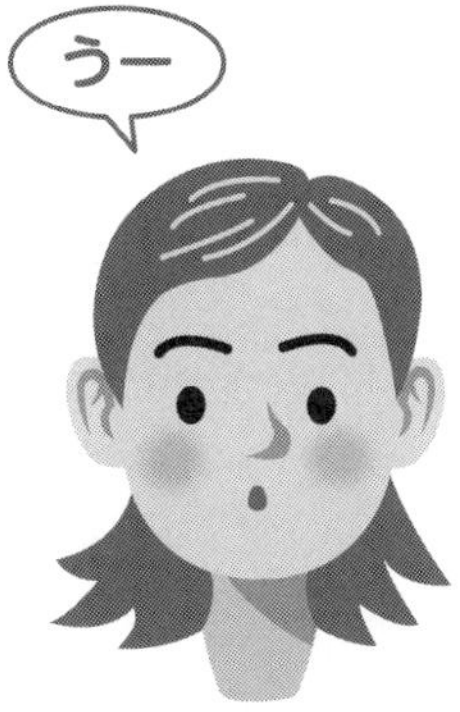

③そして「うー」といいながら、口をすぼめる。

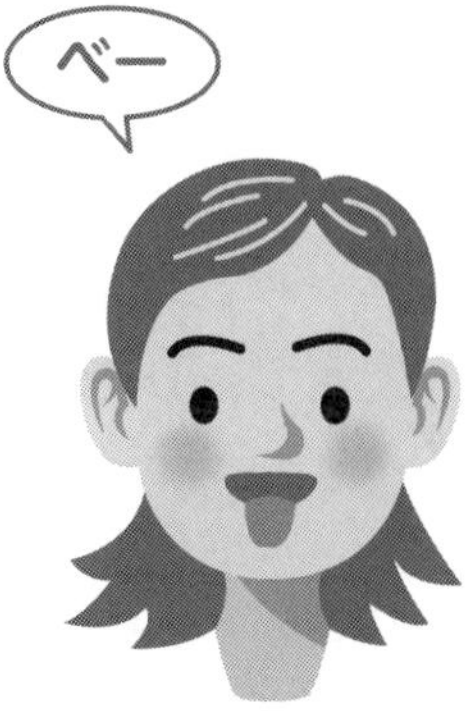

④最後に「ベー」と舌を思い切り前に出す。

これを10回程度、1日3回を目安に行う。食事の前に行うと唾液の分泌もよくなる。

表れやすくなります。歯石を取ると歯周病が早く治るのです。

前述したように、音波振動式の電動歯ブラシは、「できはじめの歯石」を取り除くことができます。歯石ができやすい人は、音波振動の電動歯ブラシをおすすめします。

むし歯

意外に知られていない、むし歯の作られ方

むし歯とは、ミュータンス菌などのむし歯菌が出す酸によって、歯の主成分のカルシウムが溶かされ、歯がもろくなり、ついには穴があいてしまう病気のことです。

なぜ、むし歯菌が酸を出すかというと、むし歯菌が砂糖をエネルギーに変えて増えるときに生み出されるからです。

酸の分子はとても小さく、歯の表面から歯の内部に入ります。

そして歯を構成するエナメル質・象牙質のどちらにも含まれるカルシウムの結晶が、歯

の表面より少し奥のほうから唾液の中に溶け出します。

なぜ少し奥のほうから溶け出すかというと、歯の表面はフッ素を多く含んだ結晶でできていて、酸に対して強く、溶けにくいからです。

この段階ではまだ歯に穴はあいていません。

歯の内部から唾液中に溶け出したカルシウムは、やがて唾液によって元の歯の内部に戻ります。唾液の中にはもともとたくさんのカルシウムが溶けているので、自然にカルシウムが薄くなった歯の内部に戻っていくのです。

しかし、ここからが問題です。

カルシウムが歯に戻る前に、砂糖を摂ってむし歯菌によって酸が作られたり、作られる酸が多かったりすると、歯の表面のカルシウムまで溶け出して穴があいてしまいます。

こうしてむし歯が作られていくのです。

むし歯ができるプロセスを理解したうえで、効果的な予防法を紹介していきましょう。

むし歯予防法①——フッ素入り歯磨き剤を使う

歯磨き剤の選び方は、すでに第3章で説明しましたが、むし歯予防としてまず行うべきことは、「フッ素入り歯磨き剤」を利用することです。

成人の場合はとくに「1450ppm（あるいは1400ppm）の高濃度フッ素配合の歯磨き剤」を使うことをおすすめします。

ちなみに「ppm」は、歯磨き剤のフッ素の濃度を示し、1ppmは「100万分の1」を意味します。歯磨き剤が100万個の均一な粒子から成っているとしたら、1450ppmのフッ素配合とは、その中の1450個がフッ素ということです。パーセント表記にすると、1000ppmは0・1％。1450ppmは0・145％になります。

2017年に歯磨き剤のフッ素配合率の上限が引き上げられて以降、各メーカーが続々と新しい上限に対応したフッ素濃度1450ppmや1400ppmの歯磨き剤を発売しており、これを「高濃度フッ素配合」と表現しています。

効果的なむし歯予防のために、フッ素濃度１４５０ppmや１４００ppmの「高濃度フッ素配合歯磨き剤」の使用をおすすめします。

むし歯予防法②――効果的な歯磨きのコツ

むし歯に効果のある歯磨きの方法をお伝えします。

成人の場合、フッ素入り歯磨き剤を歯ブラシの毛の３分の２以上に乗せたうえで、ペンを持つくらいの力加減で歯ブラシを握り、すべての歯に塗りつけるように磨いてください。

むし歯予防のためには、このやり方で一日に２～３回の歯磨きが理想です。

そして、フッ素入りの歯磨き剤を使ったあとは、あまり口をすすがずに、フッ素が歯に定着するようにします。すすぐときの水の量は、片手ですくう程度の水（約15㎖）で、できれば１回、多くても２回までにしてください。

歯磨き剤のフッ素が口の中に残っていて、万が一それを飲み込んだとしても、健康には問題は生じません。これは次項で紹介するフッ素入りうがい液を誤って少量飲み込んでしまった場合も同じです。

ただし、一日に5回も6回もフッ素入り歯磨き剤を使っても効果が高まるわけではありません。一日2～3回程度が適切です。

すすいだ後は、できれば2時間くらい飲食は控えてください。フッ素が歯に定着し、むし歯予防効果が高まります。

むし歯予防法③――フッ素入り洗口液でうがいをする

食後にフッ素入り洗口液（うがい液）でうがいをする（フッ素うがい）と、35～50％のむし歯予防効果があることがわかっています。

35～50％のむし歯予防効果とは、フッ素入りうがい液でうがいをしなかったら100人がむし歯になるところを、そのうちの35～50人がむし歯にならずに済んだという意味です。

ちなみに、フッ素入り歯磨き剤のむし歯予防効果が30％ですので、フッ素入りうがい液でうがいをすることは、それよりも効果が高くなります。

私は実際に、フッ素うがいによって50％よりも高いむし歯予防効果を目のあたりにしたことがあります。

1993（平成5）年から週に1回、岡山市内のある小学校でフッ素うがいを実施してもらいました。

自宅でのフッ素うがいは一日1回で、フッ素の濃度が225～450ppm（0・0225～0・045％）ですが、学校では週に1回、歯磨き剤に入っている濃度と同じくらいの900ppmの高濃度のフッ素入りうがい液を使って、うがいをしてもらいました。

また、近くの別の小学校では、フッ素のうがいは行いませんでしたが、私たち歯科医が毎年2回、歯科検診をするとともに、むし歯予防など歯の健康法についての話をしました。

私たちはこの2つの小学校を比べて、「フッ素うがいが、どれだけむし歯予防に効果があるか」を調べたのです。

その結果、1年生から3年生までに増えたむし歯の平均本数は、フッ素うがいをしなかった小学校では2・32本であったのに対して、フッ素うがいを行った小学校では0・91本でした。

フッ素うがいが、むし歯予防に明らかな効果があることがわかりました。率にして約60％の予防効果があったことになります。

私自身も、大学3年生のころから30年以上、毎晩、フッ素のうがい液でうがいをしてから寝ることを続けています。じつは、上下左右の奥歯の根元に小さなむし歯があるのですが、フッ素うがいのおかげで、歯を削って詰めることなく今日に至っています。

私は大学の1、2年生のときに歯並びの矯正治療を受けました。

しかし、残念ながら上下左右の奥歯の根元にむし歯ができてしまいました。

笑えない話ですが、矯正のために装着した金属製の装置が奥歯に接するところにむし歯ができたのです。

当時、私の通う大学の歯学部では、3年生から予防歯科学を学びました。むし歯になった1、2年生のころは、まだ予防歯科学を学んでいなかったのです。

3年生になった私は、フッ素うがいがむし歯に効果があることを知り、早速、フッ素うがいを始めました。

その後、私の奥歯は、しみるなどむし歯の進行が疑われるような症状は出ていません。さらに、何度かエックス線写真で撮影しましたが、現在までむし歯の進行は見られません。

2019年9月から、フッ素入りうがい液は第3類医薬品に変更になり、いまはインターネットでも購入できるようになりました。ただし、ネットで「うがい液　フッ素」をキーワードに検索してもフッ素の入っていないうがい液が検索されることがあるので、必ず有効成分として「フッ化ナトリウム」と記載していることを確認して購入したほうがいいでしょう。

むし歯予防法④——定期的にフッ素を塗ってもらう

歯科医院で診察を受けると、診察の終わりのほうで、むし歯予防のためにフッ素の液体やゲルを歯に塗ってくれます。

このフッ素の液体やゲルには高濃度のフッ素が含まれており、歯科医師と歯科衛生士のような専門家しか取り扱うことができません。

年に3〜4回塗るのが一般的で、一定程度、むし歯予防効果が期待できます。むし歯予防効果は、毎日のフッ素入り歯磨き剤での歯磨きとフッ素うがいの中間くらい、20〜40％です。

1歳半から3歳までの幼児には、保健所でフッ素を塗ってくれる自治体もあります。歯科医院でフッ素を塗ってもらう場合、現在は保険でやってもらえます。値段は3割負担で約800円（初診料や再診料を除く）です。

うがいのできない幼児、歯根むし歯になりやすい高齢者におすすめです。

歯周病&むし歯予防を1回の歯磨きで効果的に行うコツ

本章の最後に、歯周病とむし歯予防を１回の歯磨きの中で行う方法をまとめておきましょう。

まずは「歯間に入る歯ブラシ」を使って歯磨き剤をつけずに「つまようじ法」で歯と歯ぐきの境目、歯間をブラッシングします。歯磨き剤をつけないのは、歯磨き剤の泡で歯ブラシが当たっているところがわかりづらくなるからです。

歯間に入る歯ブラシがなければ、「基本の歯ブラシ」で歯と歯ぐきの境目を「スクラビング法」で磨いたうえで、歯間ブラシを使って歯間をきれいにします。

次に、「基本の歯ブラシ」、あるいは「直線型の３列歯ブラシ」に持ち替えて、フッ素入り歯磨き剤をたっぷりつけて歯全体に塗るように磨いて、軽くゆすぎます。

最後に、一日のどこかで１回、フッ素入りうがい液でうがいをしたら完璧です。これで一連の歯磨きの中で、歯周病もむし歯も効果的に予防できます。

歯磨きを行うタイミングは、基本は「食後」ですが、寝ている間に口の中で細菌が増えている朝は「起床後」と「食後」の両方に行うとより効果的です。

このように、歯周病予防に関しては、歯ブラシによる歯ぐきのマッサージ、むし歯に関しては、フッ素入り歯磨き剤やフッ素入りうがい液の利用。この2つを基本として、生活習慣に気を配り、年に2～3回程度は、取り切れなかった歯石除去を兼ねて、歯科医院で歯を診てもらうようにする。

これだけで、歯周病・むし歯によって歯を失うリスクは、かなり低くなっていくはずです。

第5章

歯から全身の老化を防ぐ方法

――健康のバロメーター・口の中から元気になるために、知っておきたいこと

まずは口（歯）の衰え度を知る

歯を健康に保ち、その寿命を延ばすためには、まず自分の口（歯）の衰え度を知ることが基本です。

口には、食べたり話したりする機能があります。

食べるときには、歯で食べ物を噛む（咀嚼）、飲み込む（嚥下）という機能が必要ですし、話をするときには、発音したり、顔全体で表情を作ったりする機能が必要です。

それが、加齢とともに、全身の筋肉が衰えるのと同様、噛むための筋肉が衰え、舌の動きが鈍くなり、唾液の分泌量が減少することで、噛む力や飲み込む力など口全体の機能が低下、口（歯）の衰えが進んでいきます。

第1章で口の衰え度をチェックする、日本歯科医師会提唱の「オーラルフレイル（口の衰え）のセルフチェック表」（43ページ）を紹介しました。

仮にオーラルフレイルになっていても、心配はいりません。オーラルフレイルは元に戻すことができます。自分の口の健康状態を知って、オーラルフレイル対策をしましょう。

自宅でできるオーラルフレイル改善プログラムとして、私たち専門家が効果を確認した、「かながわ・お口の健康体操」を紹介します。顔面と舌を使った体操です。

①まず顔でジャンケンの「グー」を作ります。目はしっかり閉じ、目玉を下方に向けます。口は、口角（口の左右の端）を上げてしっかり閉じます。

②次にジャンケンの「パー」の顔を作ります。目は大きく開き、目玉は上方に向け、口を大きく開けるのです。

③もう一度口を閉じて舌に力を入れ、くちびるの内側を舐《な》めるように右回り、左回りと、一回りずつグルリと回します。

④溜まったつばをごっくんと飲み込みます。

⑤最後に「べー」と、舌の先に力を入れ、しっかり前に出し、そのまま10秒間キープします。

この①〜⑤を3回以上、毎日繰り返し行うことでオーラルフレイルの予防につながります。

実際にやってみるとわかりますが、これを行うと意識がはっきりし、顔の表情も豊かになります。毎日続けると、口や舌の動きがなめらかになり、唾液も出やすくなります。老若男女を問わず、誰もが笑顔になる体操です。ぜひ、チャレンジしてみてください。

歯ぎしり、噛みしめが歯の寿命を縮める

TCHという言葉をご存知でしょうか？

TCHとは、「Tooth《トゥース》 Contact《コンタクト》 Habit《ハビット》」の頭文字を取ったもので、上下の歯を無意識にくっつけた（接触させた）ままにする癖のある人のことです。

ふだんものを食べていないときには、上下の歯は当たっていない状態で、上下の歯の間に数㎜のすき間があるのが正常です。食事や会話の際に瞬間的に接触はしますが、それでも一日24時間の中ではわずかな時間です。

口の老化《オーラルフレイル》を防ぐ「かながわ・お口の健康体操」グー・パー・ぐるぐる・ごっくん・べー

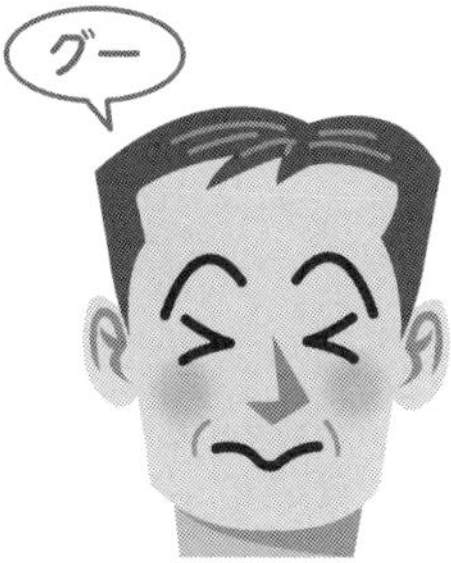

①顔でじゃんけんの「グー」の顔を作る。目はしっかり閉じ、目玉を下方に向け、口は口角を上げてしっかり開く。

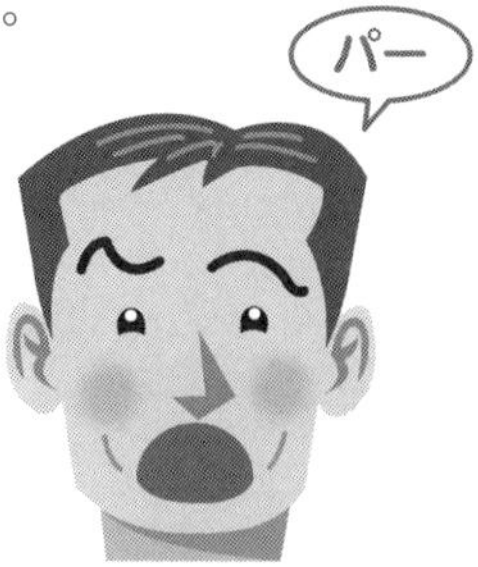

②次に「パー」の顔をつくる。目は大きく開き、目玉を上方に向け、口は大きく開ける。

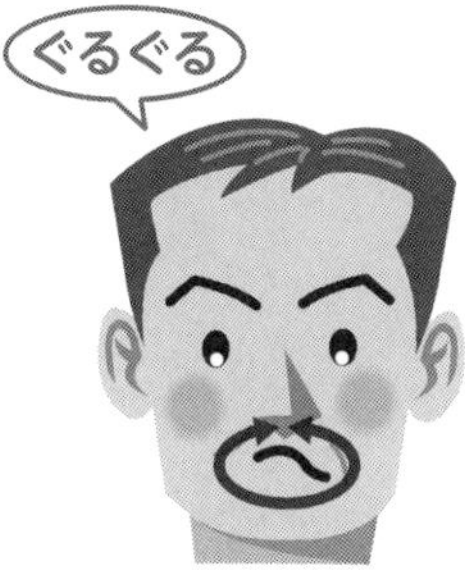

③口を閉じて、舌に力を入れ、くちびるの内側を舐めるように回す。右回り、左回り両方行う。

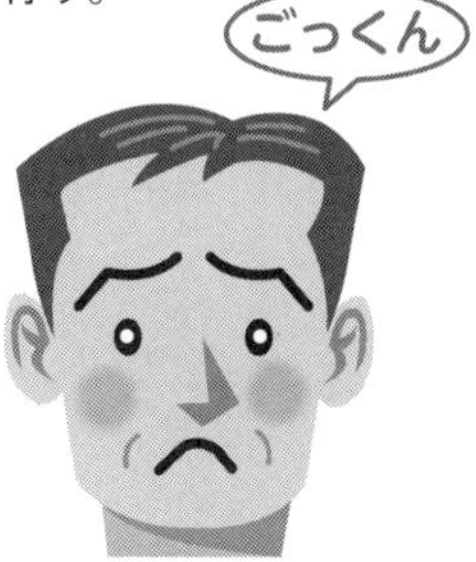

④溜まったつばをごっくんと飲み込む。

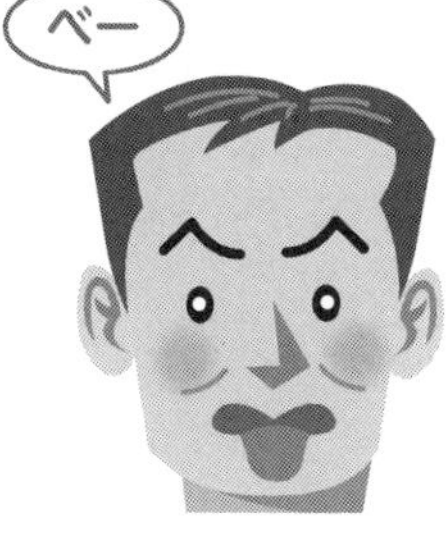

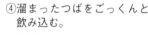

⑤最後に「べー」と、舌先に力を入れて、しっかりと前に出し、そのまま10秒間キープ。

それがＴＣＨの人は、頻繁に歯ぎしり、噛みしめを行うために、歯や歯を支える歯槽骨、筋肉などが常に働いている状態になってしまいます。そのため、歯のエナメル質が削れるなどして冷たいものがしみたり、噛み合わせるときに痛んだり、歯が割れたり、詰め物が取れたりしてきます。ひどくなると、顎の関節が痛んだり、肩こり、頭痛など、歯だけでなく全身に影響が及びます。

とくに顎の関節に問題が起こってくると、口が開けにくい、口を開け閉めするときに耳の近くでポキポキ、ジャリジャリ、カクカクなど関節が音を立てる、痛むなどの症状が出てきます。

「口が開きづらい」「音がする」「痛い」の３つの中で、２つ以上が該当する場合には「顎関節症《がくかんせつしょう》」と診断されます。

加えて、歯ぐきに炎症がある場合は歯を失うリスクも高まります。炎症があり、なおかつ歯ぎしりや食いしばりによって上下の歯が強く当たって横揺れを起こすようなケースになると、第２章でも紹介した破骨《はこつ》細胞が活性化して、歯を支える歯槽骨が溶けやすくなってしまうのです。

このように、さまざまな悪影響が出るため、歯ぎしりや噛みしめ癖がある人、ＴＣＨの人は、すぐに直すべきなのです。

そうはいっても、昼間の起きているときはともかく、夜寝ているときの歯ぎしりは、日ごろのストレスを無意識のうちに解消する行為のため、意識してやめることはできません。

じつは、寝ているときに歯ぎしりをする癖がある人は、日中起きているときにも歯ぎしり、噛みしめをしていることが多く、ふだんから気をつけることで症状を軽減したり、なくしたりすることもできます。

たとえば、長時間パソコンの前での作業が多い人は、パソコン画面の上など見えるところに、「噛みしめ注意」を喚起するシールを貼るなどして、つねに意識を向けるようにするのも一法です。私も歯ぎしり癖があったのですが、その方法でいまは完全に克服することができました。

すでに歯ぎしりで口が開けにくい、関節が痛い、歯がしみるなど、症状が出ている場合は、マウスピースなどの対応が考えられます。

あるいは、寝る前にストレッチをするのも効果があります。ストレッチを習慣にすることで体がリラックスし、それによって寝ている間の歯ぎしりが減ったという人もいます。

いずれにしても、まずは歯科医院や病院の歯科で診察をしてもらうことが必要です。

親知らずは抜いたほうがいい？

「親知らずは抜いたほうがいいですか？」

そんな質問をよく受けます。

それに対する私の答えはこうです。

「痛みがなければ、予防的に親知らずを抜く必要はありません」

とくに親知らずがまっすぐに生えていて、自身で歯磨きなどの手入れができ、歯周病やむし歯になっていない場合は抜く必要はまったくありません。

抜く必要があるのは、横を向いて生えていて、隣の第二大臼歯の歯根を浸食している（溶かしている）場合や、親知らずのせいで歯ぐきがよく腫れる場合、親知らずに明らかなむし歯があって、穴があいて食べかすがよく詰まって痛い場合などに限られます。

親知らずの手前の奥歯、つまり第二大臼歯が重度のむし歯や歯周病になっていて、痛みや腫れがあり、やむを得ず抜歯となる場合でも、その歯の奥に親知らずがあれば、親知らずを活用できる場合があります。

たとえば、ブリッジ（152ページ）や義歯（いわゆる部分入れ歯）などを入れる際は、抜けた歯の両隣に歯が残っていると、スムーズに装着することができます。あるいは、むし歯などで抜歯した第二大臼歯の代わりに隣の親知らずを移植する治療法もあります。

そのような活用法があるので、安易に親知らずを抜くのではなく、できる限り手入れをして残していくようにするのが賢明です。

金属アレルギーが疑われたら

むし歯治療と金属アレルギー症状には密接な関係があります。

時に、むし歯治療に使われる金属が原因で、顔や全身に金属アレルギー症状が出る人がいます。

また、手や足、背中などに皮膚の炎症である湿疹《しっしん》（皮膚の赤み、ブツブツ、水ぶくれなど）が出ることもあります。

ひどい場合には掌蹠膿疱症《しょうせきのうほうしょう》といって、手のひらや足の裏に膿を持った小さな水ぶくれ（膿疱）が、繰り返しできる病気になる場合もあります。

これら金属アレルギーの原因物質は、口の中にある詰め物などの金属が少しずつ溶け出し、歯ぐきの粘膜などから体に入り、その金属イオンが体内のたんぱく質などと結合してできたものと考えられています。

むし歯治療で入れる詰め物の銀などは、噛み合わせているときに少しずつ削られたり、食べ物や飲み物に含まれる酸で溶かされたりするなど、口の中の金属は過酷な環境にあります。

詰め物を入れたときにはすぐに溶け出さなくても、何年も経ったあとで金属アレルギー症状が出ることもあります。

自己診断でも金属アレルギーが疑われる人は、皮膚科の受診をおすすめします。アレルギーの原因となる金属が特定されると、歯科医院や病院の歯科でそれを含んだ詰め物を取り除いて、金属ではない材料に置き換えてくれます。

現在、金属アレルギーの場合、金属の代わりにセラミックで被《かぶ》せ物を作ることが保険で認められています。

奥歯を失ってしまったときの適切な処置と治療法

むし歯や歯周病に注意して歯磨き（ブラッシング）を実践していても、残念ながら歯を失ってしまうことはあります。

歯を失ってしまったら、失われた歯の位置や歯を支える歯槽骨の状況、噛み合う歯の状況などによって、さまざまな治療法があります。

奥歯を失った場合の処置や治療法には、おもに次の３つがあります。

①ブリッジ

ブリッジは、文字通り両隣の歯を削って橋渡しをする治療法です。ただし、ブリッジは両隣の歯を削りますので、削られて象牙質がむき出しになった両隣の歯のむし歯リスクはどうしても高くなります。

②義歯（部分入れ歯）

いわゆる部分入れ歯のことです。一般的に1本だけ失って両隣にしっかりした歯があれば、両隣の歯をほとんど削らずに（義歯の安定のため、多少削ることもあります）、針金で両隣の歯を引っかけて義歯を固定する治療法です。義歯は取り外しができるため、失われた歯の両側の歯の掃除が、ブリッジよりもしやすいのが特徴です。

人によっては針金などの異物感を覚えることがあるかもしれませんが、長期的に、残さ

（図表9）ブリッジ、義歯、インプラントの違い

ブリッジ＜保険適用＞	
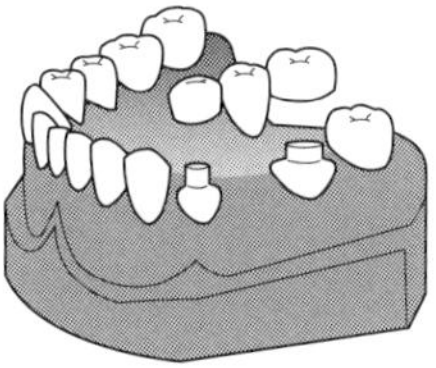	両隣の歯を削って橋渡しする治療法。 **＊メリットとデメリット** 安定性があって、装着している違和感も比較的少ない。歯を削るうえ、取り外しができないため、両隣の歯のむし歯のリスクが高くなる。
義歯（部分入れ歯）＜保険適用＞	
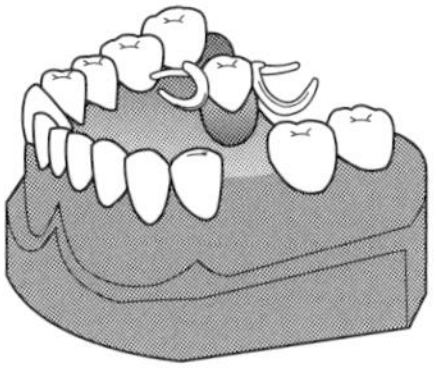	針金で両隣の歯に引っかけて義歯を固定する治療法。 **＊メリットとデメリット** 歯をほとんど削らずにできうえ、取り外せるので、両隣の歯のむし歯リスクを下げられる。違和感・異物感を覚えることがあるのと定期的に調整が必要。
インプラント＜保険適用外＞	
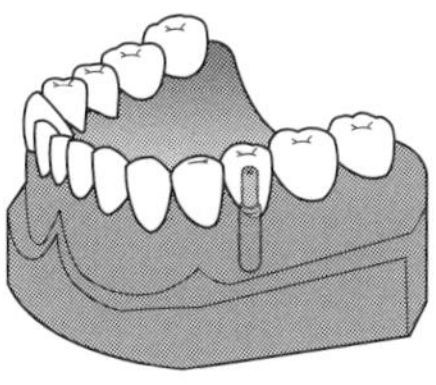	人工の歯根を骨に埋めて、その上に人工の歯を作る治療法。 **＊メリットとデメリット** 半永久的に使え、違和感も少ない。外科手術をすることのリスクがあり、保険適用外で治療費が高額になるなど、患者の負担が大きい。

れた歯をできるだけ保つためにも、義歯で噛めるようになるのなら、それがベストです。1本だけ歯を失った場合には、保険治療でできる義歯をまずはおすすめします。

③インプラント

インプラントとは、人工の歯根を骨に埋めて、その上に人工の歯を作る治療です。歯を失った顎の骨（顎骨）に体になじみやすい材料（生体材料）で作られた歯根を埋め込み、それを土台にセラミックなどで作った人工歯を取り付けたもので、一般には人工歯根（正式には口腔《こうくう》インプラント、歯科インプラント）、あるいは、単にインプラントといいます。

インプラントは両隣の歯をまったく削ることなく、骨にくっつき、義歯よりも違和感が少ないのですが、治療によるリスク（上顎でしたら上顎洞《じょうがくどう》という副鼻腔《ふくびくう》の中にインプラントが入ってしまうリスク、下顎でしたら骨の中の神経を傷つけてしまうリスクなど）があり、治療費が高額になるなど、患者さんへの負担が大きいという課題もあります。

信頼できる歯医者の選び方

歯科医院は、歯が痛くなったり、歯ぐきが腫れたりするなど、口の中に何かしらの問題が起こったときに行くところと思っていませんか？

実際は、痛くないとき、口の中に問題のないときにも、定期的に歯科医院に通うほうが、長く歯を残し、それによって認知症を防ぎ、健康寿命を延ばすうえで有効です。

具体的には、最低でも年に１～２回、歯周病とむし歯をチェックしてもらい、必要があれば歯石を取ってもらうといいのです。

それさえしておけば、あとはこれまでお伝えしてきた歯周病予防法、むし歯予防法を自分で毎日実践すれば完璧です。

では、信頼が持てて、生涯通えるかかりつけの歯科医（歯科医院）を見つけるには、どのような視点で選んだらいいのでしょうか？

一番大切な点は、自分の歯に対する希望を聞いてくれるところです。

自分の歯に対する希望を聞いてくれるところは、あなたのいまの歯の状況についても、わかりやすく説明をしてくれるでしょう。仮に病気になっていたとしても、その状態や治療の方法、内容などをきちんと説明してくれると思います。

もう一つ大切なのは、できるだけ自分の歯を残すような対応や治療をしてくれるところです。

歯を残す技術は、歯を抜く技術よりもむずかしいのです。

私は大学で歯を治療するための臨床と並行して、歯を残すための多くの臨床研究を行ってきました。

歯周病が進んだ歯でも、痛みが強かったり、ほかの歯の噛み合わせを邪魔したりするのでなければ、歯を残して、咀嚼機能に影響しないようにすることはできます。

しっかりブラッシングすれば、隣の歯に影響しないレベルに維持すること、歯根にひびが入った歯であっても平均3年半は維持できること、壮年期までにほとんどの歯を失うとされる進行の早い歯周病でも、ブラッシングで進行を止められることなどを研究し、臨床で実証してきました。

歯なら何でも残せばいいというわけではありませんが、自分でまだ残したいと思うのなら、できるだけその希望をかなえてくれる歯科医のいる歯科医院を探しましょう。

さらに付け加えると、歯周病が気になっているなら日本歯周病学会が認定した歯周病専門医のいるところ、子どもの歯のケアに関しては日本小児歯科学会が認定した小児歯科専門医のいる歯科医院を選ぶといいでしょう。専門医の資格を持っているかどうかは、たいていその歯科医院のホームページを見ればわかります。

もう一つ、セカンドオピニオンも活用したいところです。

がんなどの治療に当たる際、主治医とは別の専門医の意見も参考にするセカンドオピニオンを取り入れるシステムが、ずいぶん浸透してきました。

歯科治療においても、歯を残すかどうかは、その後の人生を大きく左右します。現在は歯科系の大学病院などでセカンドオピニオンを実施するところも出てきていますので（1

時間で数万円)、場合によっては、利用することも選択肢の一つに入れておくといいのではないかと思います。

歯を見れば、出身地がわかる?

東京・品川にある企業で、社員の方たちの歯科検診をしていたときのことです。

20代半ばの男性の口の中を診たところ、むし歯もむし歯治療の痕もなく、歯ぐきもきれいで、見事なまでに健康そのものでした。

私はつい、

「もしかして、新潟のご出身ですか?」

と尋ねてみたところ、その男性は、

「えっ、なんでわかったんですか!」

と、とても驚いた顔をされました。

じつは予防歯科医の間では、新潟県の出身者（若い世代）にむし歯が少ないことは有名な話です。それは、30年以上も前から県を挙げて小学校でフッ素うがいをはじめとして、子どものむし歯予防に積極的に取り組んできたからです。

その成果もあって、新潟県は現在まで20年連続で12歳児のむし歯が全国最少を記録しています。

小学校でのフッ素うがいの習慣は新潟県以外にも広がってきており、たとえば佐賀県でも15年ほど前から小学校で実施してきた結果、全国平均より多かった子どものむし歯本数が、２００９年以降、全国平均を大きく下回っています。

そんな予備知識があったので、男性社員の出身地を見事に言い当てられたというわけです。

どの町に住むかで、歯の健康状態が大きく変わる⁉

どこに住むかで失う歯の本数が大きく変わる――。

私はこれまで、患者さんと一緒に歯周病やむし歯予防に取り組み、歯を守るための啓発活動を続けてきました。

しかし、目の前の患者さんへの指導だけでは、その患者さんの歯しか守ることはできません。講演会で歯の重要性を訴えても、参加した人にしか伝わりません。

もっと多くの人たちに、大きな負担をかけずに、歯を失うリスクを下げることはできないか、と考え続けていました。

そうして行き着いたのが、「そこに住んでいるだけで、歯を失わない町はないか？」という研究テーマです。

そして、さまざまな調査研究の結果、個人の生活習慣などにかかわらず、「歯を失いにくい町」があることがわかったのです。

その典型例が、前項で挙げたような、小学校からフッ素うがいを実践している自治体です。

子どものころからフッ素うがいを習慣にしていると、歯が丈夫になり、むし歯にかかりにくくなって、生涯にわたって歯を残せる可能性が高くなります。

ほかにも、次のような町や地域は、住民の歯の本数が多くなることがわかっています。

①地域における絆が強い地域

住民どうしの結びつきが強い地域では、高齢になっても交流が活発で、歯の健康意識も高くなりやすいため、歯を失いにくいと考えられます。また、政治への参加などで、歯の健康によい政策、たとえば学校でのフッ素うがいなどが進められやすくなります。そのため、そこに住む人たちは歯の健康に良い行政サービスなどを受けられやすくなります。

②高学歴者の割合や平均所得が高い地域

高学歴の人は、多くの友人や知人を持つ傾向があります。たとえば、小学校、中学校、高校に加えて、大学時代の同級生などです。ネットワークの広い人はさまざまな情報を得ることができますし、さまざまな助言も受けられます。そのため、歯の健康に対しても多くの良い情報が得られ、意識が高くなります。また、経済的に余裕があれば、歯の健康にお金と労力をかけられることが大きいと思われます。

③所得格差が小さい地域

所得格差が大きい地域と小さい地域では、たとえ所得が同じ人でも、所得格差が大きい地域のほうが心理的に不満を持ちやすくなり、生活習慣が乱れやすいことが知られています。規則正しい生活習慣は歯の健康につながりますので、所得格差が小さい地域の住民は、歯を失いにくいのではないかと思われます。

このうち、高所得の地域に移り住むことは簡単ではありませんが、歯のケアに熱心な自治体や、住民どうしの交流が活発な地域に住むことは、それほどむずかしいことではないのではないでしょうか。

あるいは、そういった地域に移り住むことはできなくても、人との交流があるかどうか、歯の健康意識が高いかどうかが、生涯にわたって保てる歯の本数を左右するということが、この調査から読み取れます。

ぜひ参考にしてほしいと思います。

第6章

予防歯科医が自ら実践しているセルフケア

――今日から取り入れたい、朝・昼・夜の歯のケアと食習慣本書ではこれまでに、奥歯の有無が認知症のリスクを左右し、健康寿命を決めること、奥歯を失うとその悪影響は全身に広がること、奥歯を失う二大原因は歯周病とむし歯であること。そして、その予防法をお伝えしてきました。

歯や歯ぐき、くちびる、舌、唾液腺などを含む口の中全体のことを、口腔といいます。最終章では、その口腔のセルフケアの実践と方法を、具体的にお伝えしましょう。

年齢別、口腔のセルフケアの重要性

口腔のセルフケアには、それぞれの年代や状況に合った目的と方法があり、乳幼児期、学齢期、成人、妊婦、高齢期に応じて、変えていく必要があります。

まず、乳幼児期では、歯、歯ぐき、口腔機能の発育促進と、むし歯予防が中心になります。

乳幼児期のむし歯予防には、市区町村や歯科医院で行うフッ素塗布《とふ》が有効です。また、乳幼児は、噛む力、飲み込む力など口の機能の発達が重要です。その噛む力、飲み込む力をつけるために、その子の発育に合った食生活が求められます。

乳幼児期に、将来にわたって歯を診てもらえる、かかりつけの歯科医を持つことも大切です。まずは、小児歯科で口の機能の発育状況を診てもらうとともに、むし歯予防のためのフッ素塗布もお願いしてください。

学齢期は、むし歯予防を中心に歯周病予防も始めたい時期です。

乳歯から永久歯への生え替わりの時期で、奥歯（第一大臼歯と第二大臼歯）が生えてくる時期でもあります。生えて間もないころの歯は、表面が未成熟で弱く、とくにむし歯になりやすいので、自宅でフッ素入り歯磨き剤の使用と、フッ素うがいを励行《れいこう》しましょう。

また、歯科医院で、むし歯を予防する目的で、歯ブラシの毛先が届かない奥歯の溝に、シーラントという樹脂を流し込む処置を行ってもらうのも有効です。

生えたばかりの未成熟の歯は、その後、唾液のカルシウムなどを吸収して、年月とともにむし歯に対してだんだん強くなっていきます。

歯肉炎は、小学校の高学年くらいから多くなります。このころに自分で自分の歯ぐきを観察してきちんとブラッシングできるようになることが、その後に歯肉炎から歯周炎へと進ませないために重要です。

成人になったら、歯周病予防のためにしっかり歯間のブラッシングを行いましょう。フッ素入り歯磨き剤の使用とフッ素うがいも忘れずに続けましょう。

妊婦は、胎児と母体の健康を守るために、とくに歯周病予防に力を入れる必要があります。第2章でお話ししたように、歯周病は低体重児出産のリスクを高める危険性があるからです。

さらに、中高年期から高齢期になると、歯周病、むし歯予防、および口腔機能の維持が重要になってきます。それはこれまでお伝えしてきた通りです。

口内フローラを整えよう

口の中だけでなく、鼻、胃、腸など、人間の体の中には多くの細菌が棲みついています。細菌の種類や量は、人によっても部位によってもさまざまです。

そして、これらの細菌は人と共存し、互いに影響し合っています。

腸の細菌の集まりである「腸内フローラ」は、体の健康に大きく影響することで一般にも知られていますが、最近は口の中にいる細菌の集まり「口内フローラ」にも注目が集まっています。

口の中にいる細菌の多くは、通常はほとんど病原性がありません。

しかし、増えすぎると人間の体にとって良くない、いわゆる悪玉菌もいます。歯周病やむし歯の原因となる細菌が、まさに悪玉菌ということになります。

第1章でもお話ししたように、歯周病の原因である歯周病菌は、酸素を嫌って歯と歯の間（歯間）や、歯と歯ぐきの境目の溝（歯肉溝）の中にいて、血液中の鉄分を栄養にして増えます。

もし、歯ぐきから出血している場合は、歯周病菌の格好の棲みかになっています。血液が漏れ出ているわけですから、すみやかに出血を止める必要があります。

もう一つの悪玉菌・むし歯菌は、とくに砂糖を好みます。

砂糖を過剰に摂ると歯垢（プラーク）が作られ、口内フローラのバランスが乱れて、むし歯菌が増殖し、むし歯を作り出します。

意識して砂糖を減らす食生活は、肥満や糖尿病などの生活習慣病を予防するだけでなく、歯の健康にとっても重要です。

ちなみに、料理で加える砂糖はその多くが唾液で流されていくので、口内フローラへの影響はそれほど心配ありませんが、とくに要注意なのがキャラメルやチョコレートなどの歯にくっつきやすいお菓子に含まれる砂糖です。

最近の研究で、口内フローラは腸内フローラに影響を与えて、全身の健康状態にも影響を及ぼすことがわかってきました。

腸は、食べたものを消化して栄養分を吸収するだけでなく、細菌や毒素などが血液中に侵入するのを防いで、病気から体を守る免疫力をつかさどる場所でもあります。

動物実験では、大腸に到達した歯周病菌が、腸内フローラを乱して免疫力を下げ、関節炎を起こしやすくさせたり、慢性関節リウマチを悪化させたりすることがわかっています。

無数の細菌がバランスよく保たれた環境に口内フローラを整えることは、全身の健康にも重要なのです。

人気アイドルが実践する〝芸能人の命〟＝歯の守り方

元ジャニーズの人気アイドル・手越祐也さんが、ＹｏｕＴｕｂｅ《ユーチューブ》の自身のチャンネルで朝の歯磨きのシーンを公開していると聞いて、私もその動画をチェックしてみました（手越祐也チャンネル「手越祐也のモーニングルーティン」）。

動画の中で手越さんは、

「起きたら、まずは歯を磨きます」

といって、洗面所で電動歯ブラシを使って歯磨きを始めました。両手で持っているのは、音波振動の電動歯ブラシです。

歯を磨いたあと、舌にもそっと電動歯ブラシを当てています。

予防歯科医として、朝起きてすぐに歯磨きをする手越さんの習慣はとても素晴らしいと思います。あえて注文をつけるとすれば、歯ブラシを両手で持っていますが、それだと余分な力が入りがちなので、片手でやさしく持つとより良いように思います。

さらに、電動歯ブラシで磨いたあとに、手用のふつうの歯ブラシにフッ素入りの歯磨き剤をつけて軽く磨けば、モーニングルーティンはパーフェクトです！

舌ブラシはナイロン製の毛のついたブラシタイプを

手越さんも実践している舌磨きは、口臭予防に効果を発揮します。

口臭の第一の原因は、舌苔《ぜったい》です。

舌苔とは、舌の粘膜上皮が剥がれて、表面に苔《こけ》のように白くたまったもので、食べかすや細菌も含んでいます。舌苔の中にいる細菌が舌の上皮などを臭いに変えます。

自分の舌を見て、白い苔のようなものがある人は、歯磨きの流れの中で、舌磨きも行いましょう。

舌磨きのための専用の舌ブラシも売られていますので、それを利用するのも手です。

口臭の原因菌は、歯周病の原因菌と同じで、酸素があると増えることができませんので、舌ブラシで舌の奥から手前に数回、軽くこするだけでOKです。

舌苔が完全に取れなくても、酸素（空気）を舌苔に入れることで、原因菌が減り、徐々に口臭が少なくなります。

ただし、強くこすることは絶対にやめてください。味を感じる味蕾《みらい》が傷ついてしまい、味覚異常など、さまざまな悪影響が生じます。

なお、舌ブラシを使わなくても、手越さんのように、軽い力で行うなら歯ブラシでも代用できます。もし舌ブラシを買うなら、舌を傷つけにくいナイロン製の毛のついたタイプを使いましょう。

舌の清掃は、鏡で見て明らかに舌苔がなければ、あえて行う必要はありません。

歯周病の天敵、メタボ予防のための食生活

歯周病の天敵は、何といってもメタボです（第2章参考）。

メタボを改善する食生活を紹介する前に、歯周病がどのように進行するかについて復習しておきましょう。

歯周病が進行するときには、歯ぐきの中に多量の活性酸素が発生します。活性酸素は、体の免疫をになう白血球が歯周病菌や毒素を退治するために出している物質です。

しかし、歯周病が進むと、歯ぐきの中に過剰な活性酸素ができてしまい、残った活性酸素が、歯ぐきの炎症をうながし、骨を溶かす破骨細胞の働きを強めて、歯を支える歯槽骨が溶かされてしまいます。

ビタミンCなどの抗酸化物質は、この過剰にできた活性酸素を処理することで、歯周病が進行するのを防いでくれます。

ビタミンCは、レモンなどの柑橘類のほか、柿やイチゴ、赤ピーマンやブロッコリー、ジャガイモなどに多く含まれています。

また、カルシウムやマグネシウムといったミネラルを摂ることも、歯周病予防につながります。

カルシウム、マグネシウムは歯を支える歯槽骨の構成成分であり、不足すると、歯ぐきの血流を悪化させ、炎症を起こし、歯周病を発症・悪化させます。

カルシウムは小魚や牛乳、乳製品のほか、ひじきや木綿豆腐、小松菜に多く含まれ、マグネシウムは海苔やワカメ、しらす、納豆、切り干し大根などに多く含まれています。

基本的に、食物繊維を多く含む食品、大きめに切った野菜、魚介類など、噛み応えのある食べ物を多く食べるようにしましょう。噛む回数が増えることで、歯ぐきが刺激されるうえ、ビタミンやミネラルも摂れるので、歯周病予防になります。


また、メタボ予防のためには、エネルギー（カロリー）の摂りすぎがないかを見直し、もし摂りすぎの懸念があれば、日頃の食生活を改善することが必要です。そのポイントを挙げておきましょう。

食事は、主食（ごはん、パン、めん類）、主菜（肉、魚、卵、大豆製品）、副菜（野菜）で構成されます。これらのうち、一回の食事で主食や主菜を２つ以上摂ると、食べすぎにつながります。

また、菓子類は、見た目以上に高カロリーです。甘いもの・しょっぱいもの・洋菓子・

和菓子に関係なく、食べる量や頻度を見直しましょう。

果物には果糖が多いので、摂りすぎは体重を増加させます。一日の摂取量の目安は、片方の手のひらに乗る程度。バナナは1本、りんごなら1個程度が適量です。

酒類は、つまみと一緒に摂ることが多いので、お酒のカロリーと合わさって摂取エネルギーも増加しがちです。また、飲みすぎると、寝る前の歯磨きを忘れやすいので、歯のためにも適量を目安に飲みましょう。

一日の適量は純アルコール量で20g未満。缶ビールでいえば500㎖缶で1本、日本酒なら1合、焼酎（25度）ならグラス半分、ワインならグラス2杯弱程度です。

牛乳・乳製品はカルシウムが多く毎日摂りたい食品ですが、脂肪が多いため、摂りすぎると太る原因になります。一日の適量は牛乳・ヨーグルトを合わせて200gです。

野菜料理を多く揃えることは、見た目のボリューム感が出て、食べすぎを防ぐ良い方法です。

食事内容や量に加えて、食習慣を整えるのも、肥満や糖尿病の予防、改善に重要です。

一日3食のうちのどれかを抜く欠食は、食事と食事の間隔が空くため、空腹が強くなり、まとめ食いをしやすくなるなど、1回の食事量が増加しがちです。

早食いも食べすぎの原因となります。ひと口30回以上を目安に、よく噛むことで脳の満腹中枢を刺激し、食べすぎを防ぎます。

夕食後から寝るまでの間は、水分を摂ること以外の飲食は控えましょう。エネルギーの摂りすぎになり、内臓脂肪が増える原因となります。

メタボ予防はそのまま歯周病予防につながります。メリハリをつけた食生活を心がけることが大切です。

唾液は歯周病予防の陰の主役

唾液は、口の中の細菌の増殖を抑えたり、洗い流したりする作用があり、歯周病を防ぎ、口臭を予防してくれることは前述しました。まさに、歯周病予防の陰の主役。そのためには、しっかりよく噛んで、唾液をたくさん出すことが肝要です。

唾液は、おもに耳の近くにある耳下腺《じかせん》、下顎《したあご》のあたりにある顎下腺《がっかせん》、そして舌の下にある舌下腺《ぜっかせん》から分泌されます。一日あたりに出る量は1~1・5ℓです。

一般に、高齢になると唾液腺の働きが弱くなり、唾液の量が少なくなるといわれますが、降圧剤などの薬の副作用でなければ、唾液を出すように心がけることで、若いころと同じように分泌させることができます。

唾液をしっかり出すための一番の近道は、食事のときにしっかりよく噛むことです。厚生労働省は、ひと口30回以上噛むことを目標として、「噛ミング30（カミングサンマル）」運動を提唱しています。

30回は、消化吸収を良くするだけでなく、食べ物がのどに詰まる窒息の防止にもなります。食事の際は、ひと口の量を少なくし、食べ物を味わいながら30回以上噛むようにしましょう。

高齢者の中には、水分の摂取不足のために唾液が少ない人がいます。そのためにも水分を十分に摂るようしましょう。高齢者が一日に摂るべき水分の摂取量は、お茶などの飲み物を含めて1・2ℓが目安です。

歯と健康を守る予防歯科医の口腔のセルフケアを初公開

歯、とくに奥歯の健康こそが健康長寿の礎《いしずえ》であることを、これまでさまざまな角度や視点からお伝えしてきました。

ボケずに、最後まで人生を楽しみ尽くすために、奥歯がいかに重要かをご理解いただけたかと思います。

さて、これからは実践あるのみです。

これまでお伝えした話を踏まえて、予防歯科医である私が実際に行っている歯磨き・ブラッシング法をご紹介しつつ、口腔のセルフケアの24時間を提案します。

すべてを私と同じようにする必要はありません。みなさんの一日のサイクルに合わせて、できる範囲で行っていただき、みなさんの歯と体の健康に役立てていただければと思います。

ここだけは押さえておきたい歯磨きの二大ポイント

歯の健康を保ち、1本でも多くの歯を残していくためには、たくさんの注意点がありますが、その中でも、歯磨きにおいて、これだけは押さえておきたい二大ポイントを紹介しておきます。

予防歯科学の最新研究から、ほかのことはできない日があっても、これだけ守っていれば、最低限、歯の健康は守れるというポイントは次の2つです。

①一日に1回は、少なくとも5分間、できれば10分間くらい「歯間に入れる歯ブラシ」や「歯間ブラシ」などで歯間をブラッシングすること。

②フッ素入り歯磨き剤を一日2回以上使って歯を磨くこと。

最低限、揃えておきたい歯磨きグッズ

歯磨きの２つのポイントを押さえたら、次は、正しい歯磨きのために最低限揃えておきたい歯磨きグッズを紹介します。

理想をいえば、第４章で紹介したように「歯間に入る歯ブラシ（ナイロン製・ふつうの硬さ・２列）」、歯にフッ素を塗りつけるための「３列歯ブラシ（ナイロン製・ふつうの硬さ）」、「音波式電動歯ブラシ」、「歯間ブラシ」、「デンタルフロス」、「高濃度フッ素配合の歯磨き剤」、「フッ素入りのうがい液」をすべて揃えておきたいところです。

しかし、一度にすべてを揃えるのがむずかしかったり、用意できなかったりする場合でも、

①歯間に入る歯ブラシ（あるいは、２列歯ブラシと歯間ブラシ）
②高濃度フッ素入りの歯磨き剤

この基本セットを用意して、歯を磨けば、必要最低限のケアは可能です。

朝

起床直後の歯磨きで、むし歯菌を一掃

起床後、朝の歯磨きは重要です。

起床後の歯磨きの目的は、第一義的には、起床時に口の中で増えている細菌（とくに、むし歯菌）を減らすことです。

かつては朝食前に歯磨きをする人がけっこういましたが、いまは朝食後、家を出る前などに歯を磨く人が多いでしょう。

しかし、歯の健康を考えて、歯周病やむし歯を予防したいと思ったら、先の人気アイドルの方のように、起床直後の食事前にも歯磨きをすることが重要です。

私の場合、洗面所の鏡の前に立ち、植毛が3列の手用歯ブラシにフッ素入り歯磨き剤をたっぷり（毛束の3分の2以上の量）つけます。その歯ブラシをすべての歯の表、裏全体に塗るように磨いていきます。

塗るときには、歯ブラシを左右（スクラビング法）、上下に軽く動かします。

上下に動かすときには歯ブラシを縦にして、歯間を意識して、歯磨き剤を歯間に入れるようにします。この作業は全部で1分くらいです。

その後、歯磨きのついでに、舌を伸ばして出し、歯ブラシを当てて手前に3回くらい軽くこすります。

最後に、1回、コップに少量（約15㎖くらい）の水道水を入れて、5秒くらいブクブクうがいをし、水を吐き出します。

朝食前にフッ素入り歯磨き剤で歯を磨くのは、起床時は口の中でむし歯菌が最も増えた状態となっているからです。就寝中は飲み食いをしないので、唾液の分泌量が少なくなり、そのためにむし歯菌が増殖するのです。

また、むし歯菌とともに歯周病菌も増えて、臭いの元となる物質を出します。そのため、歯周病菌も増えている起床時には、口の中が臭うのです。

朝食前にフッ素入り歯磨き剤で歯を磨くもう一つの目的は、朝食でジュースや果物などの酸性のものを口に入れても、フッ素の作用で歯が溶けないようにするためです。私は朝食で果物など酸性食品を摂るのが日課だからです。

そして朝食後、すぐにもう一度歯を磨く

朝食後、私はすぐに歯を磨きます。歯周病とむし歯予防のためです。

むし歯菌は就寝中に最も増えますが、歯周病菌は早朝から昼にかけて増加します。そのため、朝食後に歯周病予防のための歯磨きが必要なのです。

歯磨きの方法は、歯間に入る歯ブラシで、まずは歯磨き剤なしで、歯と歯の間を磨きます。118ページで紹介した「つまようじ法」です。歯磨き剤を使わないのは、歯磨き剤の泡で、歯ブラシが当たっているところがわかりにくくなるからです。

つまようじ法で1か所7〜8回、すべての歯を磨いたら、次に奥歯の少しすき間のある

ところだけ、歯間ブラシ（ＳＳサイズ、Ｌ字型）で軽く3～4回出し入れします。さらに、デンタルフロスで歯と歯の間を1か所1回ずつ通します。ここまでは歯磨き剤は使いません。

そして、最後に起床後と同様に、植毛が3列の歯ブラシにフッ素入り歯磨き剤をつけ、1分間くらい、軽く全部の歯を磨きます。そのあとに1回、約15㎖程度（手のひらですくえるくらいの少量）の水道水で5秒くらいブクブクうがいをし、水を吐き出します。

朝食前に比べて、朝食後は食べ物が歯間に挟まっていることもあり、歯周病予防のための歯間のブラッシングに時間をかけます。

昼

お昼の歯磨きは電動歯ブラシも使用

私の場合、朝食後は研究や授業などで、水などの水分以外は昼食まで何も摂らない状況となります。

そのため、口の中は乾き、細菌が増え、口臭が増えていきます。

ただ、口臭が増えるといっても、起きている間は唾液が十分に分泌されますので、菌の増殖は夜中ほどではなく、口臭もそれほど強くはなりません。

というわけで、昼食前には、とくにうがいや歯磨きはせず、昼食後にのみ行います。

私の場合、教授室に置いている歯間に入る歯ブラシで、歯と歯の間を中心に磨きます。

次いで、朝食後と同じように歯間ブラシ、デンタルフロスで磨き、音波振動の電動歯ブラシで1か所数秒を目安に、歯と歯ぐき全体を磨きます。

そして最後に、フッ素入り歯磨き剤を3列の歯ブラシにつけて歯に塗り、少量の水で1回すすぎます。

昼食後に電動歯ブラシを使う理由は、歯ぐきの細胞を元気にする効果があるからです。

手用歯ブラシの約4分の1の時間で済んで効率的なので、時間のない昼休みにはもってこいの方法でもあります。

夜

夕食後はリラックスしながら丁寧に

私の場合、昼食後から夕食までは、研究や授業に追われ、水分を補給する以外、口の中に食べ物は入れません（人によっては、おやつを口にすることがあるかもしれませんが）。

夕食が近づくにつれて、口の中で細菌は増え、口臭が強くなっていきます。

この間も、起きているので唾液が十分にあり、細菌が増えるといっても食事前にうがいや歯磨きをしなければならないほどではありませんので、夕食を摂ったあとにだけ歯磨きをします。

夕食後は、朝食後と同様に、丁寧にブラッシングをします。

実際には、歯間に入る歯ブラシ、歯間ブラシ、そしてデンタルフロスで歯間を掃除します。

この間、約10分間のブラッシングは、歯磨き剤をつけていないので、テレビを見ながら、あるいはお風呂につかりながらなど、リラックスしながらでＯＫです。

その後、フッ素入り歯磨き剤を３列の歯ブラシにつけてすべての歯に塗り、少量の水で１回すすぎます。

就寝前

寝る前のフッ素うがいを忘れずに

就寝直前に、フッ素のうがい液約10㎖を口に含み、約１分間ブクブクうがいをします。フッ素をすべての歯に行き渡らせたら、うがい液を吐き出します。

かくして、予防歯科の専門医は、一日の口腔のセルフケアをすべて終え、すっきりした気分でベッドに向かい、就寝……。

今日も一日、お疲れさまでした！

おわりに

歯周病やむし歯になる原因や予防法はすでに解明されているのに、どうして歯周病やむし歯の患者さんはいなくならないのだろう？

そんな素朴な疑問が、私を大学卒業後、予防歯科の道へと歩ませました。

予防歯科の診療室では、「抜歯すべき」と歯科の教科書に書かれている、グラグラになっている歯であっても、患者さんが「まだ、この歯を使いたい」「抜きたくない」と希望されたら、その意向を尊重して、私は極力「歯を残す診療方針」を貫きました。

この方針は、私の中でいまも、そしてこの先もずっと変わらず、揺るぎません。

なぜなら、歯が残っているということは、口腔内の健康のみならず、認知症をはじめ、体全体の健康を維持するためにも有益、かつ重要だと確信しているからです。

奥歯を守ることがいかに大切であるかは、本書ですでに述べましたが、自分の歯で食べたいものを思う存分噛んで食べて、いきいきした生活を送ることに勝る幸せはありません。

本書を読んで、ストンと胸に落ちる箇所があったら、迷わず即、実行に移してください。そして、自らの健康と幸せな老後を、ご自身の手でつかみ取ってください。

大学を卒業後、私が勤務していた岡山大学歯学部附属病院は、全国にある国立大学の歯学部附属病院の中で、予防歯科の来院患者さんの数が全国ナンバーワンでした。

そこでは、患者さんができるだけ自分の歯を長く維持して、一生自分の歯でものを食べられるように、「歯科医の誓い」とも呼ぶべき「4つの治療方針」を掲げていました。

1. 歯を削らない
2. 歯ぐきを切らない
3. 歯を抜かない
4. 患者さんを見捨てない

「歯を削らない」「歯ぐきを切らない」とは、むし歯は安易に削らずにフッ素を使うこと、歯周病は外科手術に頼らずブラッシングの威力を最大限に活用することを意味しています。

「歯を抜かない」とは、患者さんが「抜いてほしい」といわれるまで抜かないで最良の治療を行うこと。最後の「患者さんを見捨てない」とは、歯科医として患者さんと一生、責任を持ってお付き合いしていくことを意味しています。

すべては患者さんのために。

この4箇条は、いまも私の掲げる理想の歯科医像でもあります。

これらを実行することで、患者さんの健康寿命を延ばし、ひいては豊かで幸せな長寿を実現することにつながると、いまも確信しています。


最後に、本書を執筆するにあたり、歯学の道を志し、歩み続ける私に多くの臨床や研究、学びの場を提供し、数限りない経験と智恵、導きを与えてくれた神奈川歯科大学、岡山大学歯学部および岡山大学病院予防歯科の関係者の皆様、そして歯の健康と全身の健康との関係について研究する場を与えていただきました日本老年学的評価研究機構の関係者の皆様に、この場を借りて感謝を申し上げます。

山本龍生

青春新書
INTELLIGENCE

こころ涌き立つ「知」の冒険

いまを生きる

“青春新書”は昭和三一年に——若い日に常にあなたの心の友として、その糧となり実になる多様な知恵が、生きる指標として勇気と力になり、すぐに役立つ——をモットーに創刊された。

そして昭和三八年、新しい時代の気運の中で、新書“プレイブックス”にその役目のバトンを渡した。「人生を自由自在に活動《プレイ》する」のキャッチコピーのもと——すべてのうっ積を吹きとばし、自由闊達な活動力を培養し、勇気と自信を生み出す最も楽しいシリーズ——となった。

いまや、私たちはバブル経済崩壊後の混沌とした価値観のただ中にいる。その価値観は常に未曾有の変貌を見せ、社会は少子高齢化し、地球規模の環境問題等は解決の兆しを見せない。私たちはあらゆる不安と懐疑に対峙している。

本シリーズ“青春新書インテリジェンス”はまさに、この時代の欲求によってプレイブックスから分化・刊行された。それは即ち、「心の中に自らの青春の輝きを失わない旺盛な知力、活力への欲求」に他ならない。応えるべきキャッチコピーは「こころ涌き立つ“知”の冒険」である。

予測のつかない時代にあって、一人ひとりの足元を照らし出すシリーズでありたいと願う。青春出版社は本年創業五〇周年を迎えた。これはひとえに長年に亘る多くの読者の熱いご支持の賜物である。社員一同深く感謝し、より一層世の中に希望と勇気の明るい光を放つ書籍を出版すべく、鋭意志すものである。

平成一七年　　刊行者　小澤源太郎

著者紹介
山本龍生〈やまもと　たつお〉
神奈川歯科大学大学院歯学研究科教授・歯学博士。
1964年岡山県生まれ。岡山大学歯学部卒業後、同大学歯学部予防歯科学講座助手、米国テキサス大学客員研究員、世界保健機関（WHO）インターン、神奈川歯科大学大学院歯学研究科准教授等を経て、現職。歯・口の健康と認知症やうつなどの全身の健康との関連を研究調査するなど、予防歯科学、口腔衛生学、社会歯科学の第一人者。

ボケたくなければ
「奥歯《おくば》」は抜《ぬ》くな

青春新書
INTELLIGENCE

2021年1月15日　第1刷

著者　山《やま》本《もと》龍《たつ》生《お》

発行者　小澤源太郎

責任編集　株式会社プライム涌光
電話　編集部　03(3203)2850

発行所　東京都新宿区若松町12番1号　〒162-0056　株式会社青春出版社
電話　営業部　03(3207)1916　振替番号　00190-7-98602

印刷・中央精版印刷　製本・ナショナル製本

ISBN978-4-413-04610-7